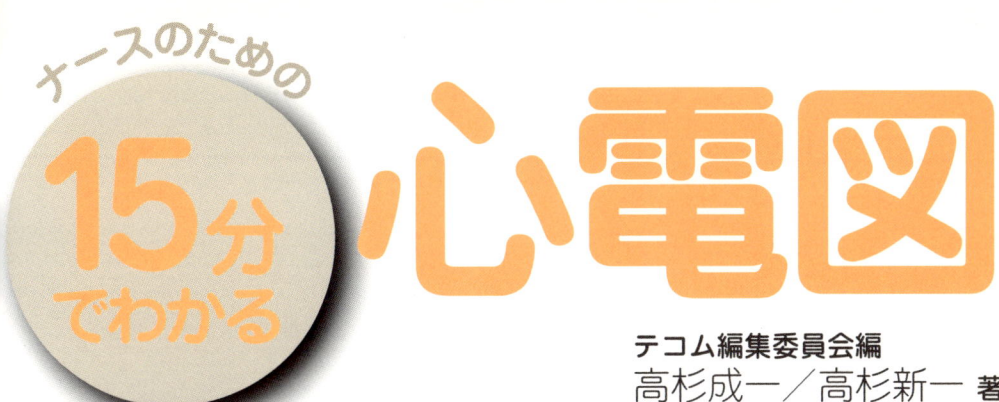

ナースのための 15分でわかる 心電図

テコム編集委員会編
高杉成一／高杉新一 著

超かんたん早わかり本

医学評論社

＊正誤情報，発行後の法令改正，最新統計，ガイドライン関連情報については，弊社ウェブサイト（http://www.igakuhyoronsha.co.jp/）にてお知らせいたします。

＊本書の内容の一部あるいは全部を，無断で（複写機などいかなる方法によっても）複写・複製・転載すると著作権および出版権侵害となることがありますのでご注意ください。

ま・え・が・き

　心臓はまるで一つの細胞であるかのような起電力を示す。隣接する細胞膜が互いに起電力を相殺するため，心臓表面の電位だけが心電図に反映されるからである。この点に注目すると，整脈心電図の波形の成り立ちは理解しやすい。

　不整脈については，興奮の伝播過程に注目する必要がある。興奮伝播には多彩な変異が起きるので，パターンの種類が極めて多く，整脈ほど簡単にはいかない。これに対処するには，典型パターンを用意しておき，それに各心電図をつき合せて鑑別するのが実際的であろう。

　心電図自動解析，モニター心電図，ホルター心電図，AED（自動体外式除細動器）など，心電図の応用は広がりをみせている。これに伴い，心電図になじんでおく必要性を痛感している医療従事者は多いものと思われる。本書はそのニーズに答えようとしたもので，心電図をできるだけ簡潔に解説することを試みた。

　本書では検査を実施するときのために，誘導法やその関連事項についても付記し，また最後に「心電図がよくわかるエクササイズ」を加えた。

　筆者は20年以上前から「心電図が3分でわかる講義」を様々な機会に行ってきた。受講者の共通意見は「心電図は3分もかからずにわかるものだったのですね」とか「学生のときに受けておきたかったです」というものであった。そこで今回医学評論社からの勧めもあり，本書を上梓することにした。不整脈は少々時間を要するので，タイトルは「15分でわかる心電図」とすることになった。この機会に心電図に親しみを持っていただければ望外の喜びである。

2006年10月

著者

も・く・じ

chapter 1　整脈心電図の波形の成り立ち ……………… 1
- 正常心電図 ………………………………………… 3
- 心筋梗塞 …………………………………………… 9
- 労作性狭心症 …………………………………… 12
- 心肥大 ……………………………………………… 14
- 興奮がプルキンエ線維を迂回するとき ……… 16

chapter 2　不整脈 …………………………………… 21
- 心臓の興奮伝導 ………………………………… 23
- 不整脈のパターン ……………………………… 25
- 各パターンの特徴 ……………………………… 29
  - ❶ 正常洞調律 ………………………………… 30
  - ❷ 心室期外収縮 ……………………………… 32
  - ❸ 心室頻拍 …………………………………… 34
  - ❹ トルサード・ド・ポアンツ ……………… 36
  - ❺ 心室細動 …………………………………… 38
  - ❻ 心房期外収縮 ……………………………… 40
  - ❼ 結節性期外収縮 …………………………… 42
  - ❽ 心房細動 …………………………………… 44
  - ❾ 心房粗動 …………………………………… 46
  - ❿ 発作性上室頻拍 …………………………… 48
  - ⓫ 洞頻脈 ……………………………………… 50
  - ⓬ 洞徐脈 ……………………………………… 52
  - ⓭ 洞停止 ……………………………………… 54

⑭ 洞房ブロック ……………………………………… 56
⑮ 洞不全症候群SSS（sick sinus syndrome）……… 58
⑯ 第Ⅰ度房室ブロック ……………………………… 60
⑰ 第Ⅱ度房室ブロック（ウェンケバッハ型）……… 62
⑱ 第Ⅱ度房室ブロック（モービッツⅡ型）………… 64
⑲ 高度房室ブロック ………………………………… 66
⑳ 第Ⅲ度房室ブロック（完全房室ブロック）……… 68
㉑ WPW症候群（Wolff-Parkinson-White syndrome）… 70
㉒ 房室解離 …………………………………………… 72
㉓ 人工ペースメーカー心電図 ……………………… 74

chapter3　心電図の誘導法 ……………………… 77
♥ 肢誘導 ……………………………………………… 79
♥ 胸部誘導 …………………………………………… 80
♥ 双極誘導 …………………………………………… 83
♥ ホルター心電図 …………………………………… 87
♥ AED（自動体外式除細動器）…………………… 90

chapter4　心電図がよくわかるエクササイズ …… 93

索　引 ………………………………………………… 103

chapter 1

整脈心電図の波形の成り立ち

chapter 1
整脈心電図の波形の成り立ち

　心臓は血管の一部が発達して，ポンプ機能を担うようになった臓器である。このため横断面は血管状をしている。なかでも左心室の横断面は円形の血管状となっている（図1）。

> 　心臓は発生の初期には筒状をしている。その後，屈曲したり，隔壁ができて，2心房，2心室が形成される。こうしてできた心臓を効率よく収縮させるために，心筋の一部は興奮の「特殊伝導系」に分化している。プルキンエ線維（Purkinje線維）はこの末端組織で，左右の心室内層に分布している（図2）。

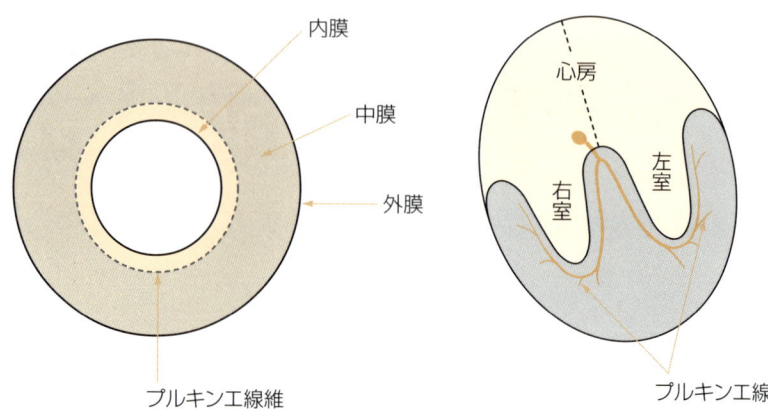

図1　左心室の横断面
心臓壁は内膜，中膜，および外膜からなる。

図2　特殊伝導系とプルキンエ線維

♥ 正常心電図

　このような円筒形の組織が収縮しようとするとき，収縮は内側から始めざるを得ない．外側から開始すると，内層部が妨害してしまう．逆に拡張するときには外側からとなる．心室に興奮を伝える「プルキンエ線維」が内層に分布しているのは，内側から収縮を始めるためである．

　以上の事情から，「内側の活動電位」と「外側の活動電位」は次図のような関係になっている（**図3**）．すなわち，開始は内側から早く始まり，終了は外側から始まる．

内側の心筋	早く活動を開始して，遅くまで働く．
外側の心筋	遅くスタートして，早く終了する．

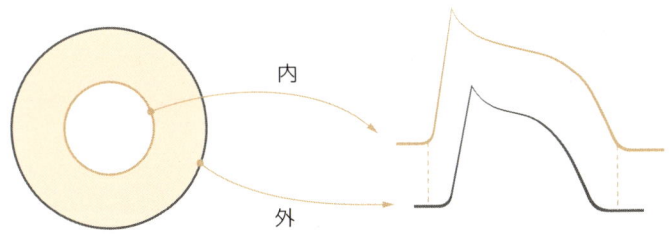

図3　内膜側と外膜側の活動電位

心電図（ECG）波形には

「ECG」＝「内側の活動電位」－「外側の活動電位」

という関係があるので，差を求めると，R・S・Tの基本心電図波形が導き出される（**図4**）。

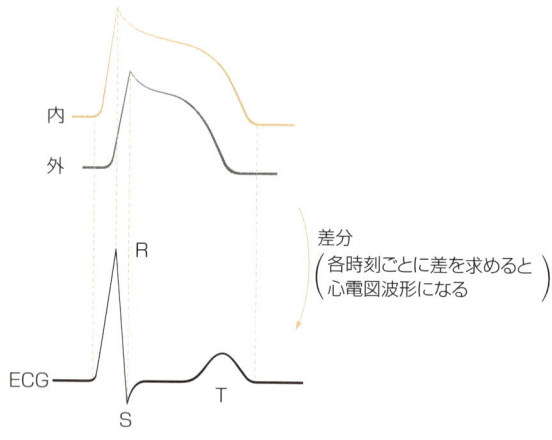

図4　心電図の基本波形

　厳密にいうと，誘導電極から「遠い側の活動電位」－「近い側の電位」となる。活動電位は心筋細胞が興奮したときの「膜の電位」である。細胞外を基準に，細胞内を測定する。この活動電位は「スパイク」＋「なだらかな傾斜」を描く。スパイクだけからなる「神経線維の活動電位」にブレーキをかけて，持続時間を延長させたものである（**図5**）。静止時の膜を「分極」しているといい，興奮後にもとの陰性電位に戻ることを「再分極」という。

整脈心電図の波形の成り立ち

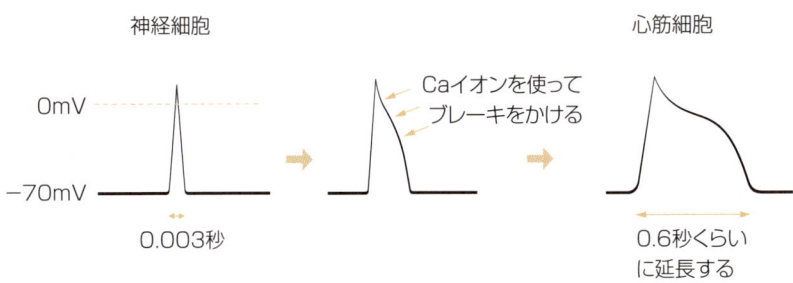

図5　神経細胞と心筋細胞の活動電位

　R波の直前には，しばしば小さいq波がみられる。この波は心室中隔部の電位を示している（**図6**）。心房からの興奮は左室よりも一瞬早く心室中隔部に到着するので，この波が生じる。

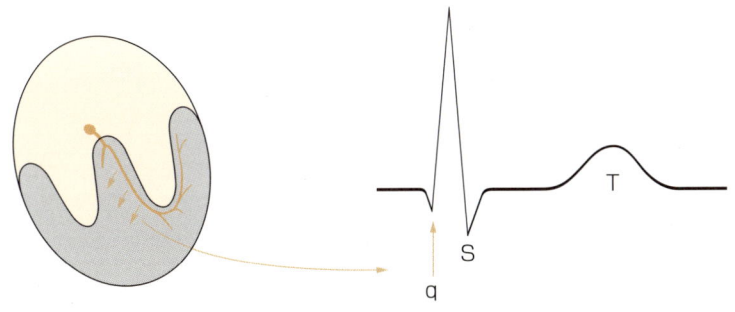

図6　q波

Q波（q波）の開始からS波の終了までの時間をQRS幅という。これは心室全域に興奮が伝わる時間にあたる。T波は回復期の波である。T波のタイミングに刺激を受けてR波が生じると「R on T」といい，危険な不整脈を誘発しやすい（**図7**）。これ以外のタイミングを「不応期」という。なお「心室の収縮」はQ波の開始からT波の終了直前まで続く。

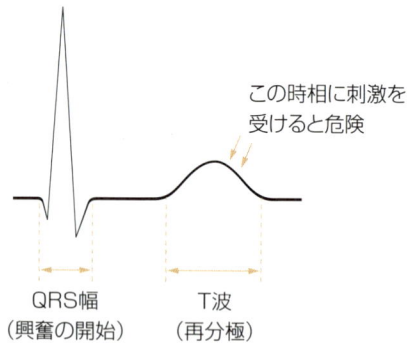

図7　心室の興奮と再分極の時相

　以上の基本波形は心室の起電力を示す。

整脈心電図の波形の成り立ち

　心房の波形は1つだけがQRSの少し前にP波としてあらわれる（**図8**）。

　心房の筋肉は薄いので，内外の活動電位差が少なく，また興奮は右房の上大静脈近傍から，同心円状に心房全域に伝播していく。このため心房電位はQRSに比べて小さく単純なP波を描く。T波にあたる「心房の再分極波」は下向きとなる。この波はQRSと重なるため，QRSからSTにかけての基線はわずかに下に凸となる。

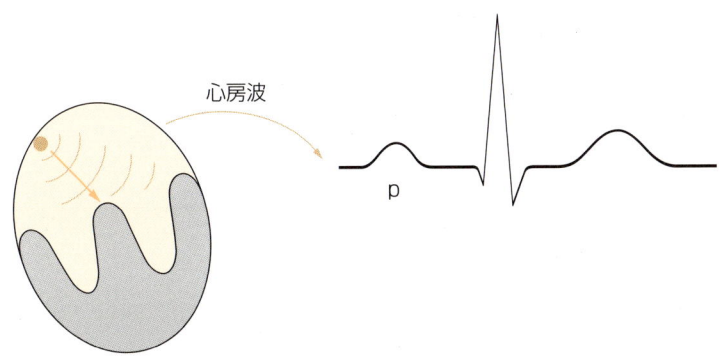

図8　心房波

心電図波形の各波はPからアルファベット順に名づけられている。心電計を発明したアイントホーフェン先生が「P波の前にも波があるかもしれない」と考えて，Pから名づけたからである。P波の次の下向きの波をQ，それに続く上向きをR，その後の下向きをSと呼ぶことになっている。複数あればR′，S′などとする。また比較的大きい波は大文字で表し，小さい波は小文字で表す。T波の後ろに波があればU波という。なお上向きを「陽性」，下向きを「陰性」という。興奮の前面波が誘導電極に近づいているときには陽性，遠ざかっているときには陰性となる。

整脈心電図の波形の成り立ち

♥ 心筋梗塞

心筋梗塞は心筋の壊死によって一部の電位が発生しない状況である。多くの場合，冠動脈の太い部分が閉塞するので，梗塞は外側から始まる。

このため急性期の活動電位は次のようになる。

内　側	正常。
外　側	電気的には無くなったのと同じなので基線状になる。

電位を差し引きすると，正常部位の活動電位がそのままあらわれる（図9）。このパターンを「ST上昇」という。

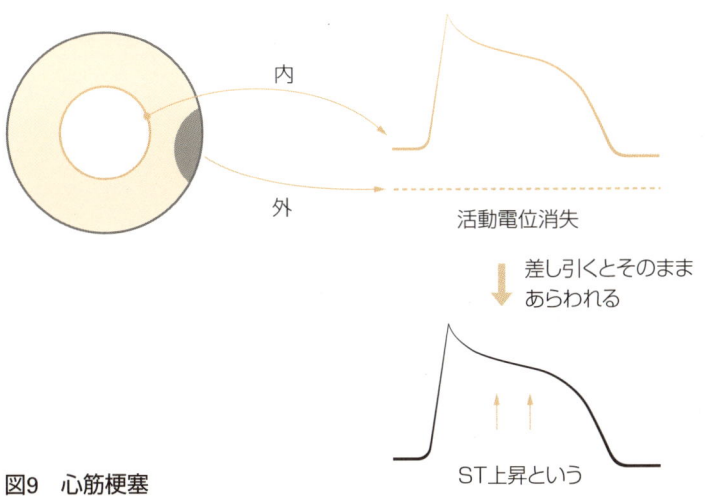

図9　心筋梗塞

S波の終わりからT波の始まりまでの部分をSTという（図10）。急性心筋梗塞ではSTが上昇する。

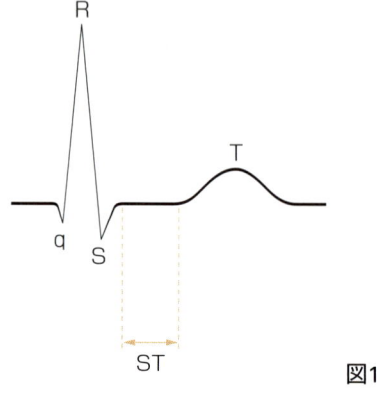

図10　ST部分

整脈心電図の波形の成り立ち

陳旧性心筋梗塞では
- 内側，外側とも壊死し，梗塞部は全層にわたって電気的には存在しない状態になる。
- このため，電極は壊死部を通して奥の電位を反映する。
- 誘導電位は正常とは逆向きの波形になる。
- R波はQ波となり，T波は逆転する。これを「冠性T波」という（**図11**）。

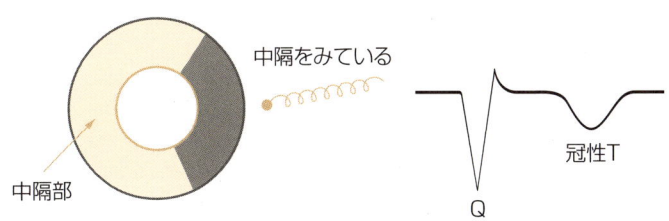

図11 陳旧性心筋梗塞

陳旧性心筋梗塞では異常Q波と冠性T波がみられる。

♥ 労作性狭心症

　心室の興奮は内側から始まり，興奮の終了（再分極）は外側から始まるので，心筋内層は外層よりも長時間働いている。冠動脈硬化症が存在するときに，重いものを運搬するとか，階段を上るといった負荷を加えると，内層に酸素不足が起きて胸痛が発生することがある。これが「労作性狭心症」である。

　労作性狭心症では，

外　側	活動電位は正常。
内　側	活動電位は基線状になる。

　差し引きすると活動電位が逆転した形となる（図12）。このパターンを「ST低下」という。

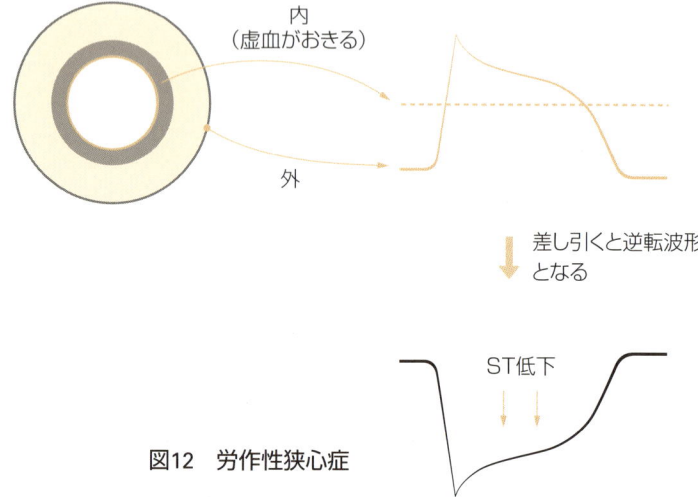

図12　労作性狭心症

整脈心電図の波形の成り立ち

　STが上昇する狭心症もある。これを異型狭心症，あるいは安静時狭心症という。冠動脈のれん縮によるので，外側に虚血が起きてSTが上昇するのである。冠動脈硬化症がなくても発生する。睡眠中などの安静時に起きることが多い。

　なお狭心症に至らなくても，STが低下している場合には，心筋障害（非特異的ST低下）が疑われる。このときT波は平低，2相性，あるいは陰性となる。
　非特異的なST低下には，次のパターンがある（**図13**）。

1．水平下降型	虚血所見。
2．下向き型	より明瞭な虚血所見。
3．接合部型	S波の終わりから上向きに移行するパターン。これは異常所見にはとらない。

1．水平下降型　　　2．下向き型　　　3．接合部型

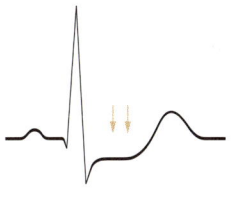 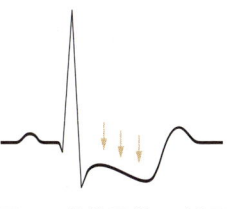 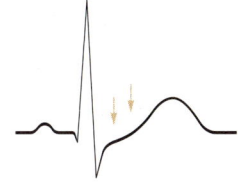

図13　非特異的ST低下

♥ 心肥大

左室壁が厚くなると
- 興奮が外膜側に伝わるまでに時間がかかる。
  - このため外側の興奮開始が遅れ
    - R波の立ち上がり時間が延長する。またR波が高くなる。
    - QRS幅は広くなる。
    - T波は平低化したり，陰性となる（**図14**）。

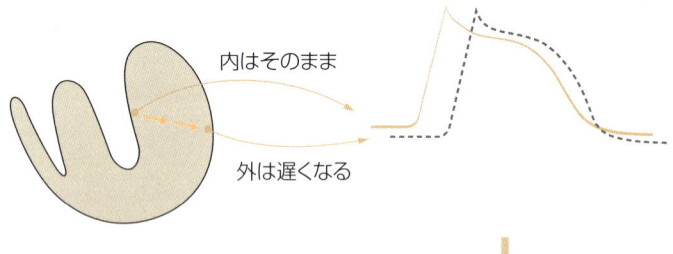

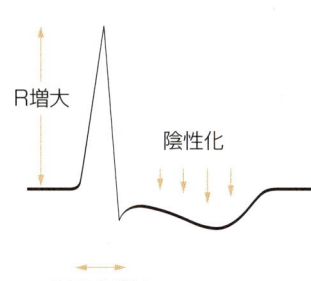

図14　心肥大

整脈心電図の波形の成り立ち

　左室壁の拡張が起きても厚くならない「心拡張」では，波高だけが増加する（**図15**）。このときQRS幅は広くならず，T波も逆転しない。胸壁が薄い場合も同様で，電極が心臓に近づくので，波高だけが増大する。逆に，心膜内に液が貯留したり，全身に浮腫が起きたときなどには，電極が遠ざかるので低電位となる。

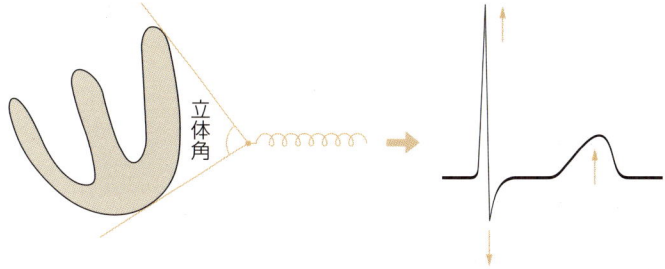

図15　心拡張

♥ 興奮がプルキンエ線維を迂回するとき

興奮がプルキンエ線維を通らないと,「内側と外側の興奮のずれ」は心肥大の場合よりも大きくなる。このときには,QRSはさらに巨大化し,Tは幅広く逆転する（**図16**）。

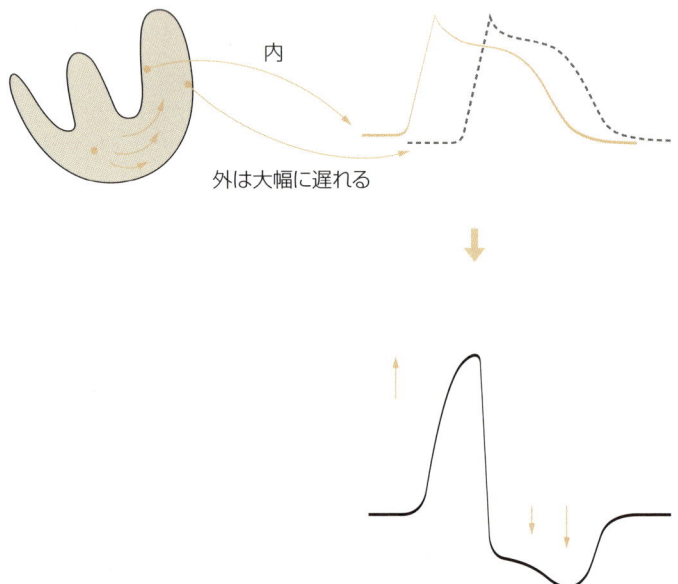

図16　興奮がプルキンエ線維を通らないとき

整脈心電図の波形の成り立ち

　たとえば，右心室のプルキンエ線維に興奮を伝える右脚に伝導障害が起きると「右脚ブロック」といい，「rSR´パターン」となる（**図17**）。この障害は右室に近いV₁誘導で観察しやすい。

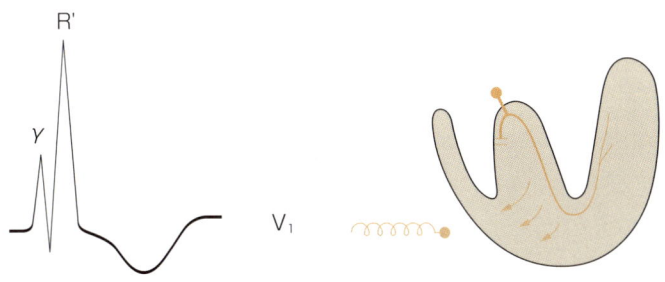

図17　右脚ブロック
右室の興奮が遅れるので，V₁にR'が出現する。R'＞R。
QRS幅が0.12秒より長いと「完全右脚ブロックCRBBB」という。
　　　　　CRBBB＝complete right bundle branch block。
QRS幅が0.10秒～0.12秒のものを「不完全右脚ブロックIRBBB」という。
　　　　　IRBBB＝incomplete right BBB。

また，左心室のプルキンエ線維に興奮を伝える左脚（さきゃく）に伝導障害が起きると「左脚ブロック」といい，QRSが大きく，また幅広くなる（**図18**）。これは左室側のV$_5$，V$_6$誘導で観察しやすい。

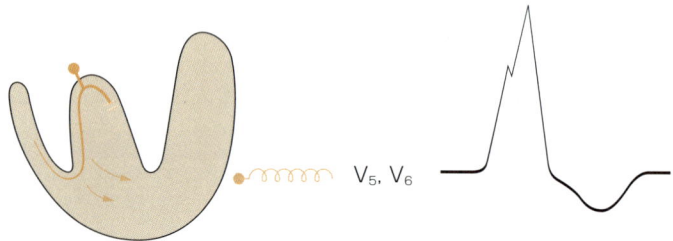

図18　左脚ブロックLBBB（left bundle branch block）
左室の興奮が遅れるので，QRS幅は0.12秒を超える。T波は陰性とは限らない。

整脈心電図の波形の成り立ち

　興奮がプルキンエ線維を迂回する原因には，「心室性」と「上室性」の2つがある。

1．心室性：心室で自動興奮が起きると，興奮はプルキンエ線維を迂回する。
　　心室期外収縮，心室頻拍，心室細動，心室粗動などにみられる。
　　人工ペースメーカーによって心筋を刺激したときも同様。
　　この場合には
　　　右室に電気刺激を加えると→左脚ブロック波形になり，
　　　左室に電気刺激を加えると→右脚ブロック波形になる。

2．上室性：伝導異常が心室よりも上部で起きても，興奮がプルキンエ線維を迂回することがある。これは右脚ブロック，左脚ブロック，WPW症候群，変行伝導などにみられる。

期外収縮	心房や心室，房室接合部の一時的な機能亢進によって，これらの自動能があらわれた状態。異所性の興奮が所定のタイミングより早くあらわれるので「期外」という。「早期興奮」ともいう。
WPW症候群	心房と心室の間に先天的な副伝導路があり，初期興奮は所定の伝導路を介さない。この波がQRSの直前に加わるので，QRS幅は広くなる。
変行伝導	心室が充分回復するまでの「不応期」に次の興奮がきたとき，QRSが幅広くなる現象。この現象自体は異常ではない。

chapter 2

不整脈

chapter 2

不整脈

　心筋細胞をバラバラに分離して培養すると，各細胞はそれぞれ独自のリズムで興奮を開始する。しかし，短時間のうちにすべての興奮がそろっていく。早いリズムの細胞が周囲を刺激し，自己のペースに巻き込んでしまうからである。心臓全体についても同じことがいえる。

　心臓では，最もリズムの早い「洞結節（とう）」がペースメーカーになって，全体の調律を決定している。この結節が障害を受けると，次にリズムの早い「房室結節」がペースメーカーになる。これが働かないと「プルキンエ線維」がペースメーカーになる。最後に「左室」がペースメーカーになる。このように洞結節以外が働く拍動を「補充収縮」という。この多段階のバックアップによって，心臓は少々の故障では止まらないようになっている。

不整脈

♥ 心臓の興奮伝導

正常の興奮伝播は
- まず「洞結節」で電気的興奮が発生
 - 心房を興奮させてP波を形成する。
  - 興奮は「房室結節」に達した後
   - 「特殊伝導路」を高速で通過し
    - 左右の心室に達する（図19）。

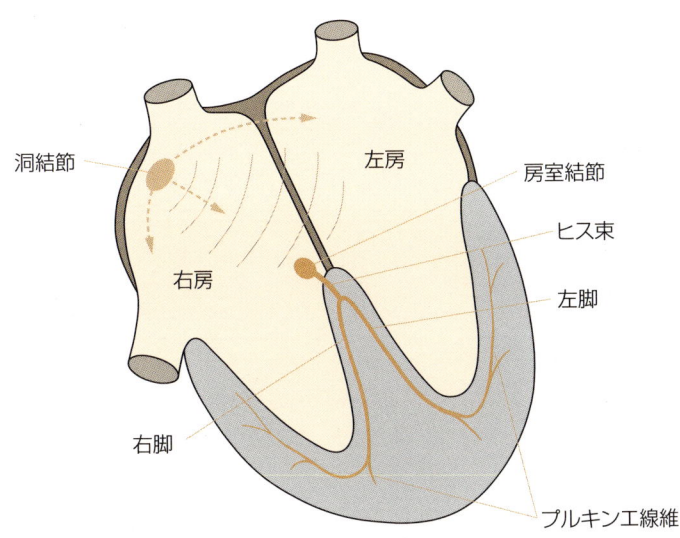

図19　心臓の興奮伝導

特殊伝導路は，心室を一斉に興奮させるために心筋細胞から分化した組織である。次の部分からなっている。

ヒス束	房室結節から起こり，心室中隔を通過する。
左脚と右脚	ヒス束から分岐する。
プルキンエ線維	脚から分岐する。
＊洞結節	右房の上大静脈近傍にある。
＊房室結節	心房中隔の下部にある。

不整脈

♥ 不整脈のパターン

正常洞調律と主要な不整脈のパターンを「図20-0」にまとめた。

図20-0 正常洞調律，および主要な不整脈

❶ 正常洞調律（参照 P.30〜）

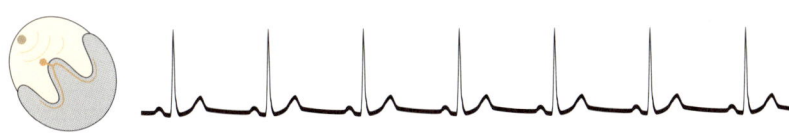

❷ 心室期外収縮（参照 P.32〜）

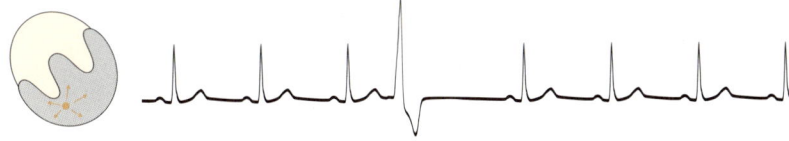

❸ 心室頻拍（参照 P.34〜）

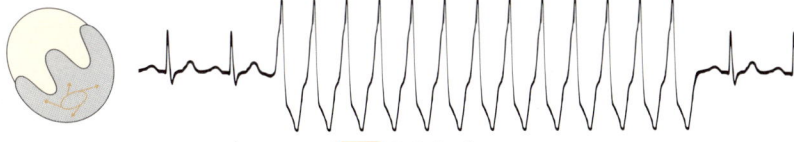

❹ トルサード・ド・ポアンツ（参照 P.36〜）

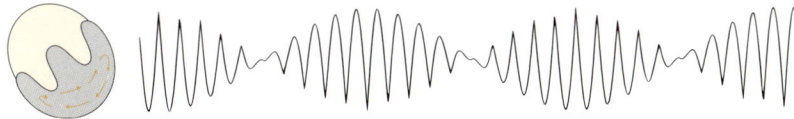

❺ 心室細動（参照 P.38〜）

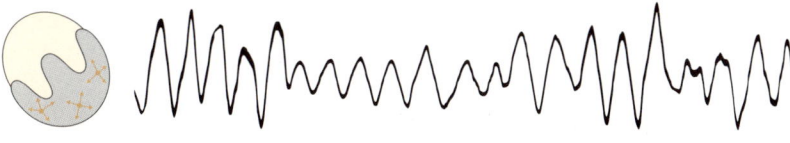

❻心房期外収縮（参照 P.40〜）

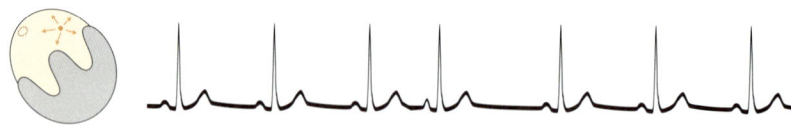

❼結節性期外収縮（参照 P.42〜）

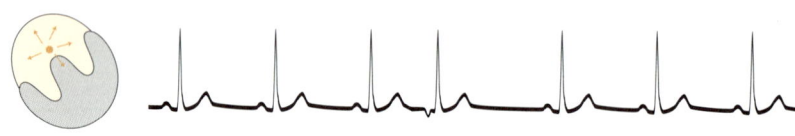

❽心房細動（参照 P.44〜）

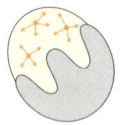

❾心房粗動（参照 P.46〜）

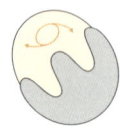

❿発作性上室頻拍（参照 P.48〜）

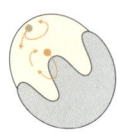

⓫洞頻脈（参照 P.50〜）

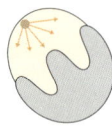

不整脈

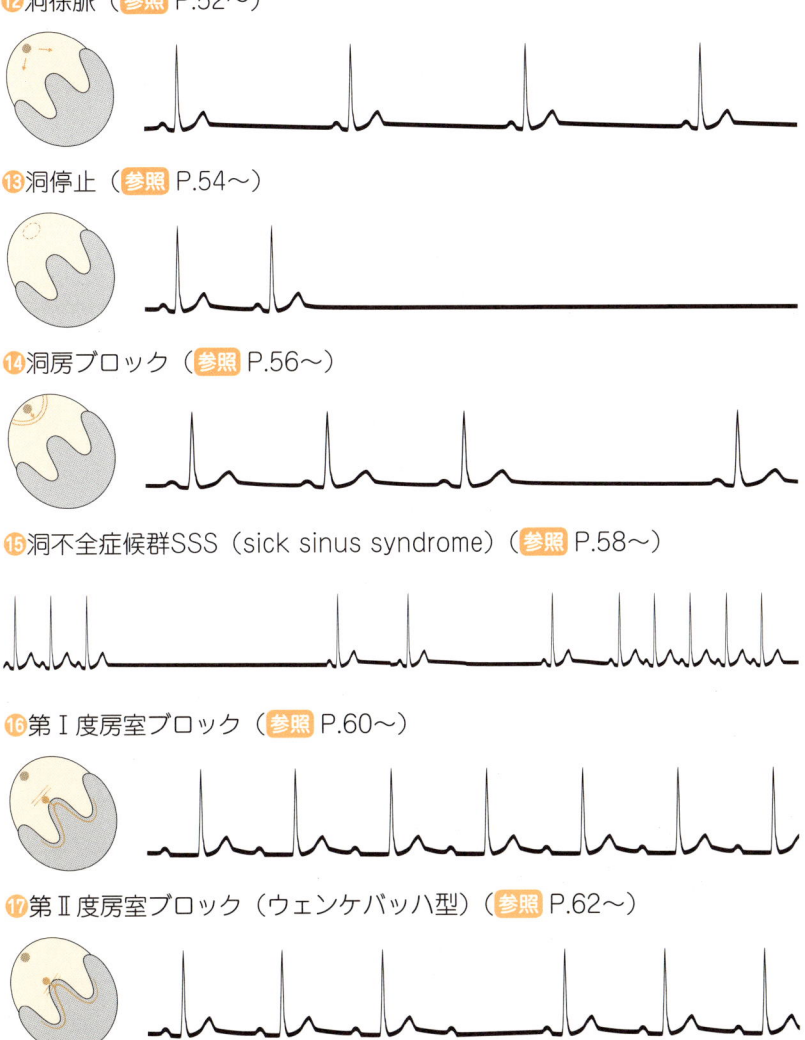

⑫ 洞徐脈（参照 P.52〜）

⑬ 洞停止（参照 P.54〜）

⑭ 洞房ブロック（参照 P.56〜）

⑮ 洞不全症候群SSS（sick sinus syndrome）（参照 P.58〜）

⑯ 第Ⅰ度房室ブロック（参照 P.60〜）

⑰ 第Ⅱ度房室ブロック（ウェンケバッハ型）（参照 P.62〜）

⑱ 第Ⅱ度房室ブロック（モービッツⅡ型）（参照 P.64〜）

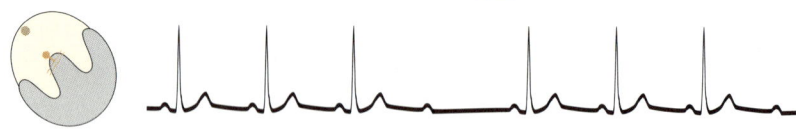

⑲ 高度房室ブロック（参照 P.66〜）

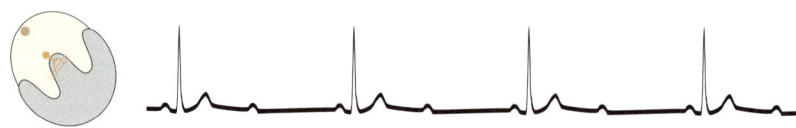

⑳ 第Ⅲ度房室ブロック（完全房室ブロック）（参照 P.68〜）

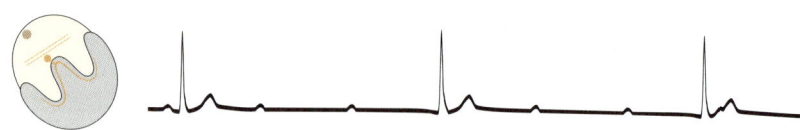

㉑ WPW症候群（Wolff-Parkinson-White syndrome）（参照 P.70〜）

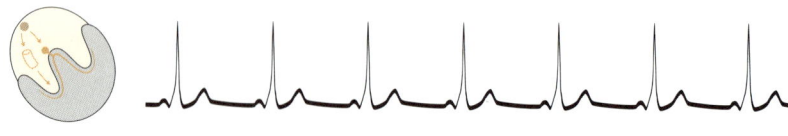

㉒ 房室解離（参照 P.72〜）

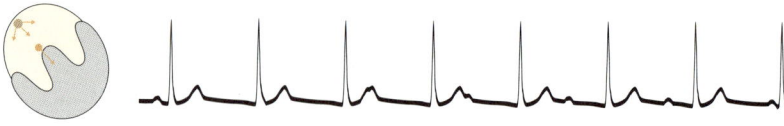

㉓ 人工ペースメーカー心電図（参照 P.74〜）

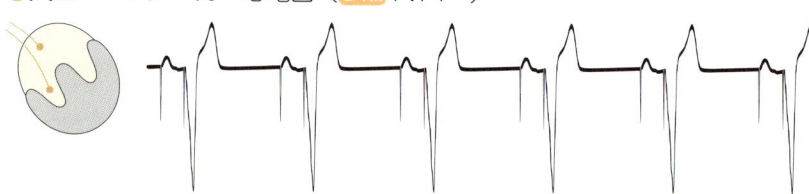

不整脈

♥ 各パターンの特徴

不整脈診断では，まず次の所見をチェックする。

①心房の興奮	P波の波形とP波とP波の間隔をみる（R波とR波の間隔でもよい）。
②心室の興奮	QRS波の形をみる。
③心房→心室	P波とQRS波のつながり方をみる。P波の始まりからQRS波の始まりまでを「PQ時間」という。この時間の延長や短縮をチェックする。P波の後にQRS波が出ないこともある。

❶正常洞調律

洞性整脈ともいう（**図20-1**）。

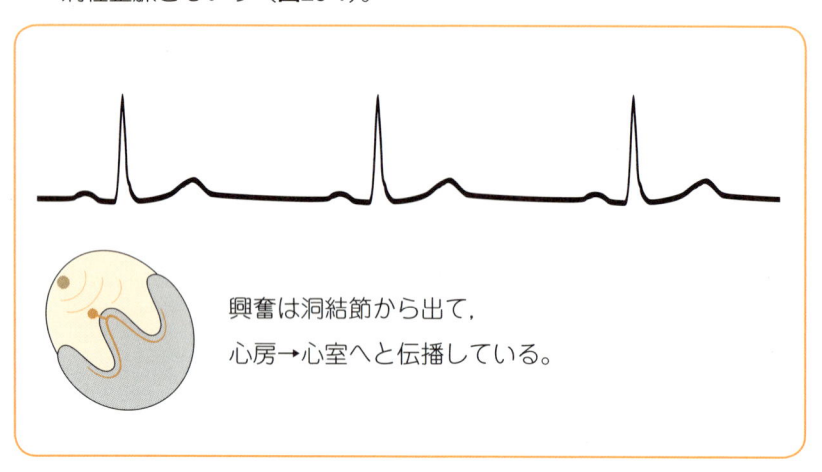

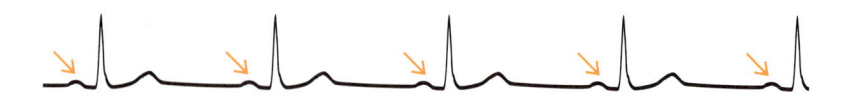

興奮は洞結節から出て，心房→心室へと伝播している。

❶心房の興奮

P波は規則正しく出ている。

心拍数は60〜100/分。PP間隔は呼気時に延長し，吸気時に短縮する。通常はその差は10％以内にとどまる。

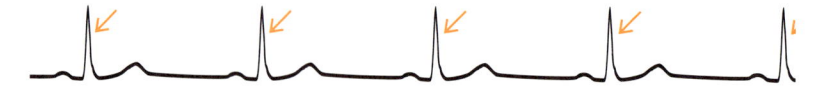

❷心室の興奮

QRS波は規則正しく出ており，幅も正常。

❸ 心房→心室

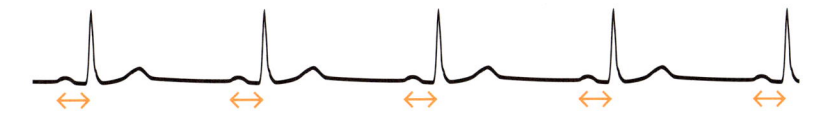

P波とQRS波はすべてうまくつながっている。

　洞結節からの興奮の出方が不整であれば「洞不整脈」という。これには呼吸性不整脈（PP間隔の変動が10％を超えるもの），洞頻脈および洞徐脈がある。

❷心室期外収縮

心室に早期興奮が発生した状態である（**図20-2**）。

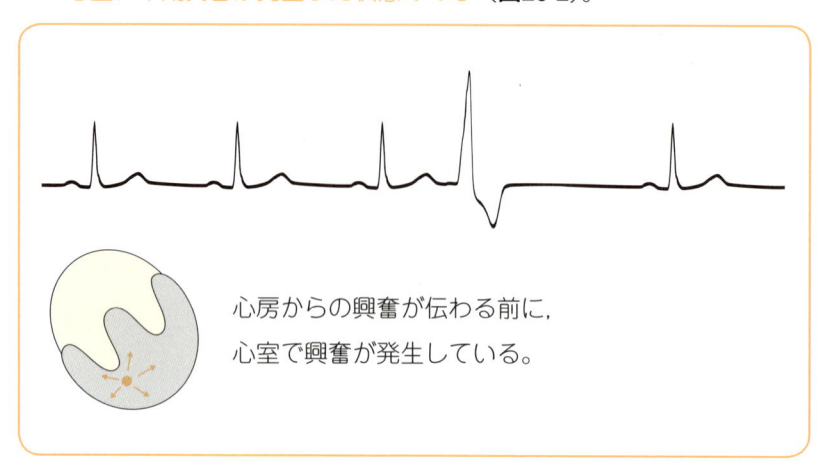

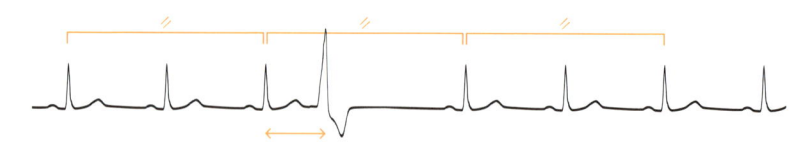

心房からの興奮が伝わる前に，心室で興奮が発生している。

❶心房の興奮

RR間隔が一時的に短くなっている。
心室からの早期興奮が心房に伝わると，逆向きのP波が遅れてあらわれる。

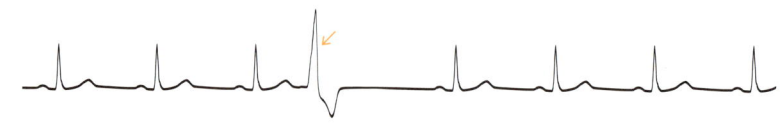

❷心室の興奮

QRS波は広く変形し，T波は逆転している。

❸ 心房→心室

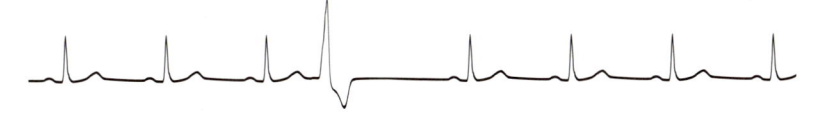

幅広いQRS波に先行するP波はみられない。

心室期外収縮は健常者にもしばしばみられる。1分間に10個以下の散発であれば，虚血性心疾患などの基礎疾患がない限り経過観察してよい。

❸心室頻拍

心室期外収縮が3拍以上連続している（**図20-3**）。

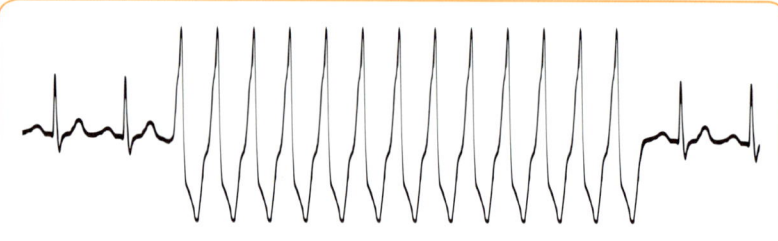

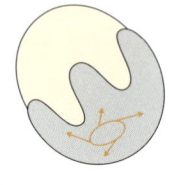

心室期外収縮が3拍以上連続すれば異常で，心室頻拍という。

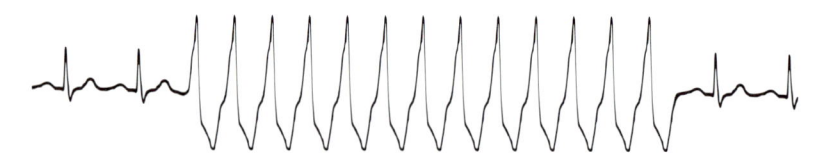

❶心房の興奮

P波は変形したQRS波に隠れている。このためP波とQRS波は対応できない。

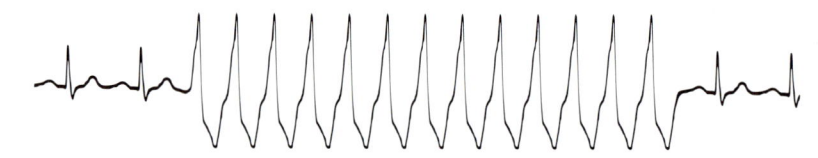

❷心室の興奮

QRS幅は広い。この波が連続して出現している。

不整脈

　心室頻拍は「R on T」が起きて，それをきっかけに始まることが多い。急性心筋梗塞，心筋症，心臓震盪[1]などにみられやすい。

　血流が低下して「アダムス・ストークス発作」[2]が起きると，心マッサージ，電気的除細動，薬物療法の適応になる。治療薬にはリドカイン，プロカインアミドなどを用いる。

1）胸部に野球のボールが当たるなどの衝撃が加わると，悪性の不整脈が発生することがある。これを心臓震盪という。
2）アダムス・ストークス発作は，脳血流が不足して意識が低下した状態。めまい，失神，けいれんが起き，生命の危険もある。

❹ トルサード・ド・ポアンツ

多形性の心室頻拍（**図20-4**）。

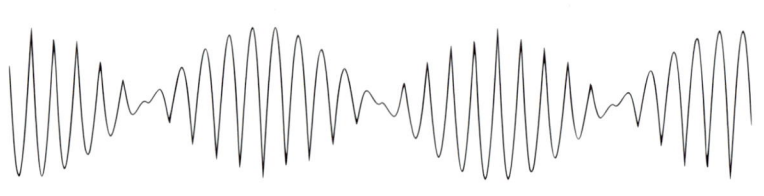

心室での異常興奮の発生場所が，誘導電極に近づいたり，遠くなったりしている。

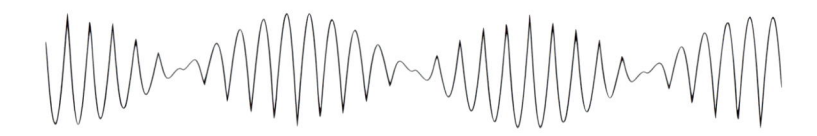

❶ 心房の興奮

P波は変形したQRS波に隠れている。

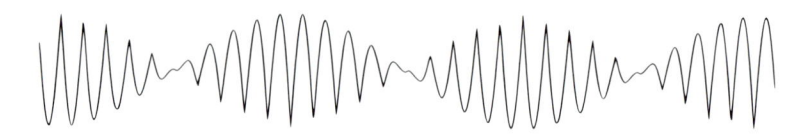

❷ 心室の興奮

QRSは幅広い。この形が拍動ごとに変化し，全体として紡錘形を繰り返す。

QRSの尖った位置が上下に捩（ね）じれていくので，「尖端のねじれtorsades de pointes（トルサード ド ポアンツ）」とよばれている。

心臓はなかなか止まらないようになっているが，ごく稀には洞結節から房室結節，さらにはプルキンエ線維までのペースメーカーがすべて機能しなくなる．この一つが「トルサード・ド・ポアンツ」である．重症の心室頻拍で，致死性不整脈（心室細動や高度の徐脈）に移行しやすい．突然の失神発作や急死を生じる危険があり，心マッサージ，電気的除細動，薬物療法の適応になる．

QT延長症候群などにみられる．

QT延長症候群	QTが延長しているので，「R on T」が起きやすい．原因は先天性，薬剤性，徐脈性など．

❺心室細動

心室細胞がバラバラに興奮している（**図20-5**）。

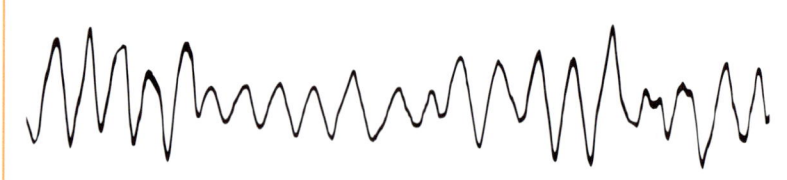

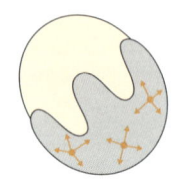

P波，QRS波，T波は識別されない。
大きさ形が変動し，ギザギザ状を呈する。
脳波状のものを心房粗動という。

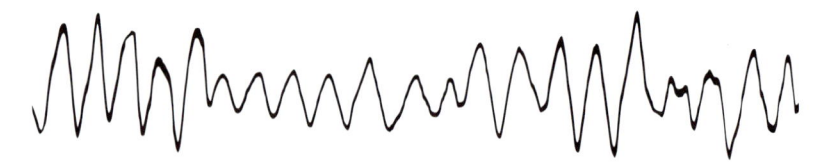

❶心房の興奮

P波はみつからない。

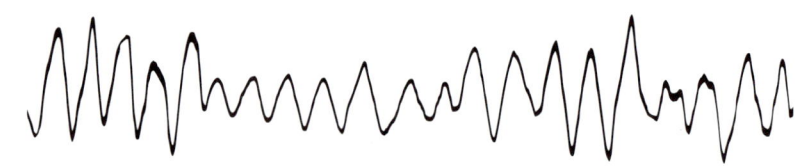

❷心室の興奮

QRS波はなく，基線が脳波状に不規則に揺れている。

不整脈

　心室細動は心拍出量がまったくない心停止状態である。心停止後5分を超えると，回復不能な脳の損傷が起きるので，直ちに心マッサージなどの心肺蘇生を開始する。まず前胸部を叩打(こうだ)してみて，無効なら電気的除細動（直流DCショック）[1]を行う。

1）電気的除細動（直流DCショック）は「頻脈性の不整脈」を正常洞調律に戻すときに用いる。通常200〜400ジュールくらいの直流通電を行う。
　すべての心筋細胞を一斉に興奮させることにより
　　➡起電力を消耗させる。
　　　➡すると数秒後に心筋の起電力が自己回復してくる。
　路上で倒れている心肺機能停止成人患者に対しては，AED（自動体外式除細動器）があれば，まずそれを利用する。同時に「119番通報」を優先する。

❻心房期外収縮

心房に早期興奮が発生している（**図20-6**）。

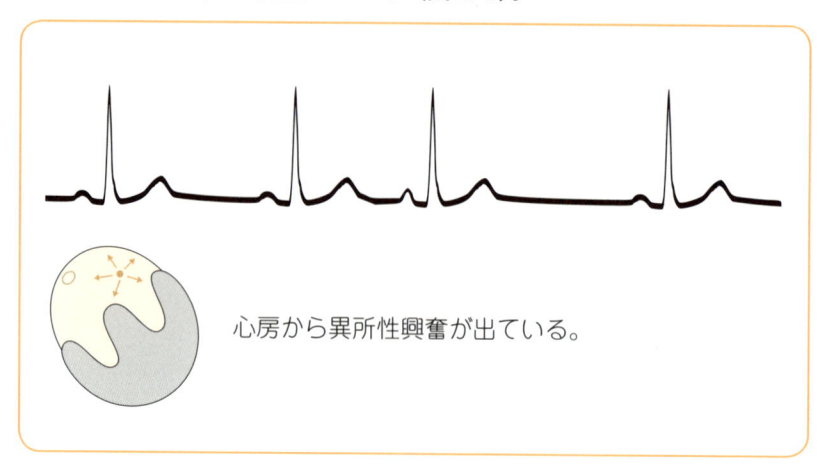

❶心房の興奮

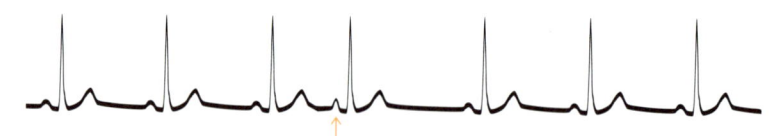

P波が所定のタイミングよりも早くあらわれている。

❷心室の興奮

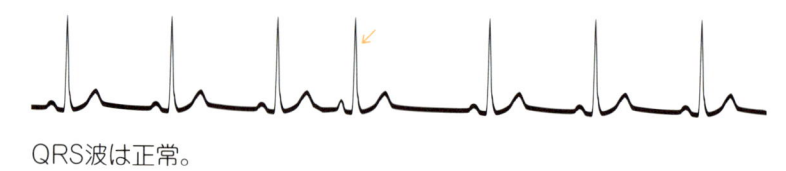

QRS波は正常。

❸心房→心室

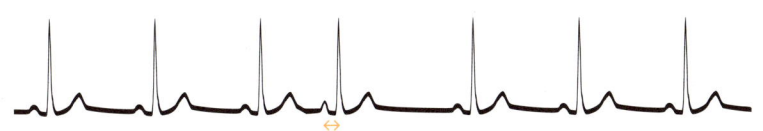

P波とQRS波はつながっている。

上室性期外収縮には
   1．心房から異所性興奮が出るもの
   2．房室結節から異所性興奮が出る「結節性期外収縮」
および
   3．ヒス束から異所性興奮が出るもの
がある。

  高血圧性心疾患，虚血性心疾患，先天性心疾患，甲状腺機能亢進症などにみられる。健常者にもみられるので，基礎疾患の検索が必要。
  心室の一部が不応期から回復していないときに次の心房性期外収縮が発生すると，「変行伝導」が起きてQRS幅が広く変形する。

❼ 結節性期外収縮

房室結節から心房の興奮が始まっている（**図20-7**）。

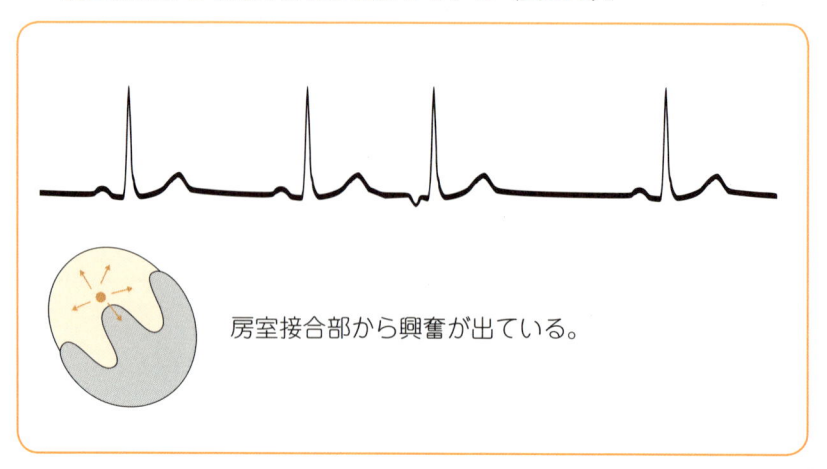

房室接合部から興奮が出ている。

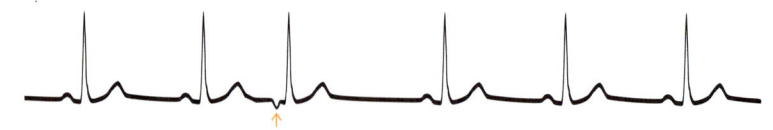

❶ 心房の興奮

逆向きのP波がタイミングを外れてあらわれている。心房興奮は逆方向に起きるので，P波の向きが逆になる。

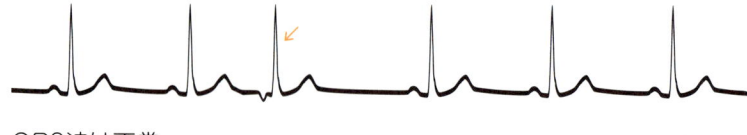

❷ 心室の興奮

QRS波は正常。

❸心房→心室

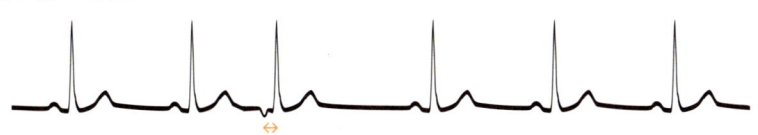

P波はQRSの前にあらわれるとは限らず，QRSの後にあらわれたり，QRSに重なることもある。

　上室性期外収縮の一つで「房室接合部期外収縮」ともいう。高血圧性心疾患，虚血性心疾患，先天性心疾患，甲状腺機能亢進症などにみられる。基礎疾患の検索が必要。

❽心房細動

心房の多数の場所から興奮がバラバラに発生している（**図20-8**）。

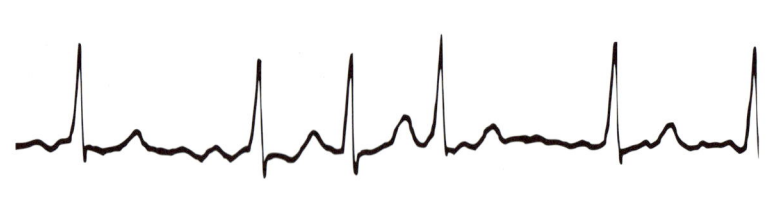

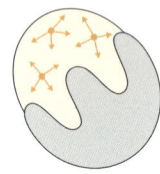

肺静脈内などに異所性の興奮部位があり，心房興奮に乱れを生じる。
毎分300〜600回の局所的な心房収縮が起きる。

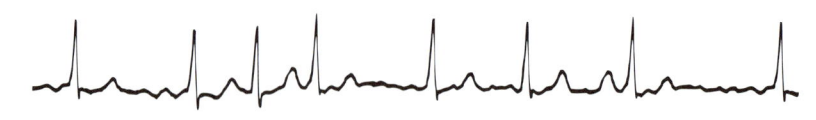

❶心房の興奮

P波はなく，基線が細かく不規則に揺れた「f波」がみられる。RR間隔は不整。
f＝fibrillation。

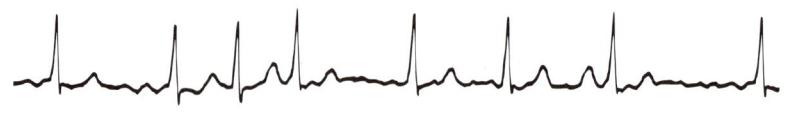

❷心室の興奮

QRS波は多くの場合正常。
WPW症候群の発作時には，QRS幅は広くなることが多い。

❸ 心房→心室

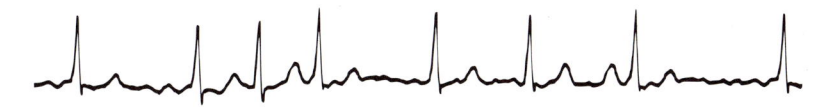

房室伝導は不規則なので，RR間隔が不整。

　基礎疾患は，僧帽弁膜症，心房中隔欠損症，甲状腺機能亢進症，収縮性心膜炎，WPW症候群の発作時，高血圧性心疾患，拡張型心筋症など。明らかな基礎疾患が認められないことも多い。
　慢性の心房細動では左房内血栓が合併しやすいので，抗血栓薬を投与する。根治療法として，異所性興奮部位のカテーテル・アブレーション（焼却術）などが行なわれている。

❾心房粗動

興奮が心房をグルグル旋回している（**図20-9**）。

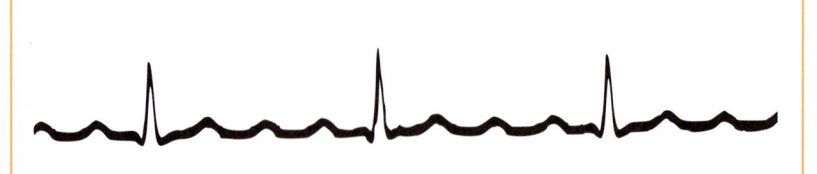

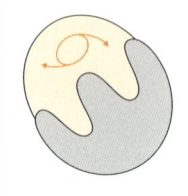

心房筋の収縮が毎分250〜350回くらい起きる。P波2〜4個に対し，1個くらいの割合でQRS波が出現する。

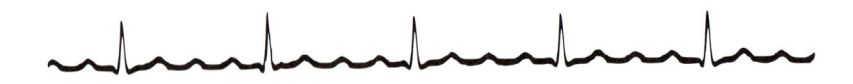

❶心房の興奮

P波はない。基線が鋸歯状に規則正しく揺れた「F波」がみられる。
F＝flutter。

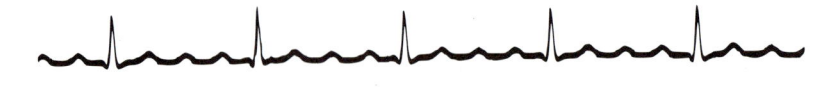

❷心室の興奮

QRS波の形は正常。

不整脈

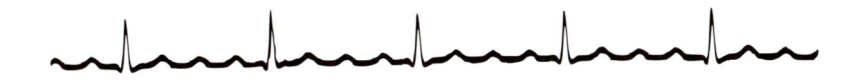

❸ 心房→心室

伝導比4対1でQRS波が出現している。

　基礎疾患を検索し，その治療を行なう。心房粗動を停止させるには，アプリンジンなどの抗不整脈薬を投与したり，電気的除細動を行なう。

⑩発作性上室頻拍

興奮が心房をグルグル回って，洞結節や房室結節を興奮させ続けている（**図20-10**）。

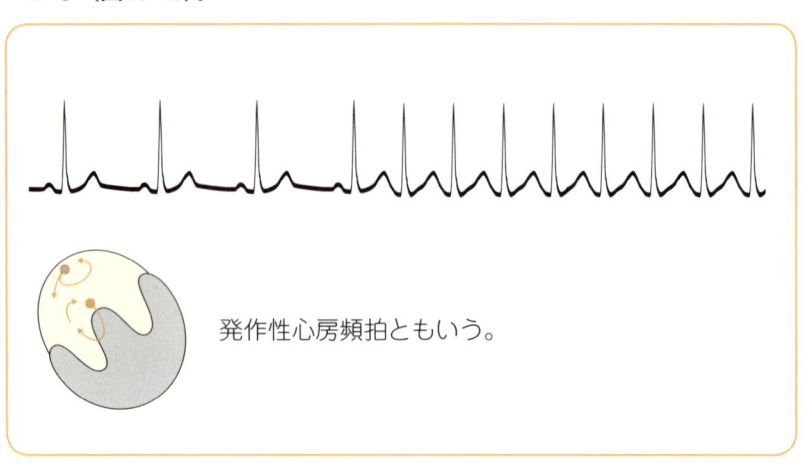

発作性心房頻拍ともいう。

❶心房の興奮

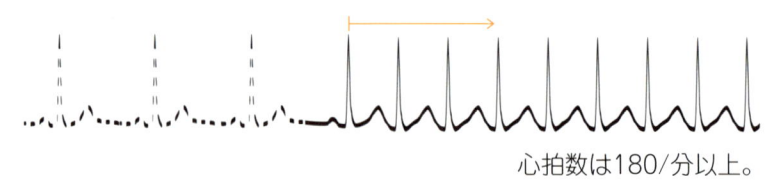

心拍数は180/分以上。

❷心室の興奮

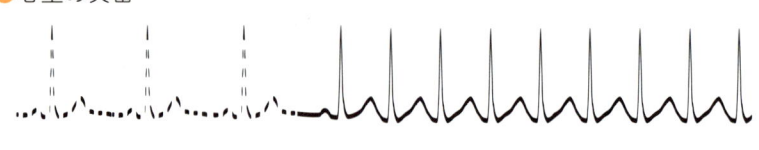

QRS波の形は正常。

❸心房→心室

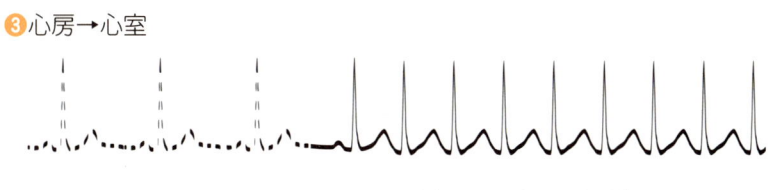

P波とQRS波はつながっている。

　心拍数が180/分を超えると，心拍出量は著しく低下する。このため高度の場合には失神発作（アダムス・ストークス発作）が発生する。治療は迷走神経刺激，抗不整脈薬の投与，心房ペーシング，カテーテル・アブレーションなど。

　WPW症候群の発作時，急性心筋梗塞，ジギタリス中毒，低カリウム血症，僧帽弁膜症，心筋炎，甲状腺機能亢進症，LGL症候群（心房からの興奮が副伝導路を通り，房室結節を迂回する）などにみられる。

⑪洞頻脈

洞結節の活動が亢進している（**図20-11**）。

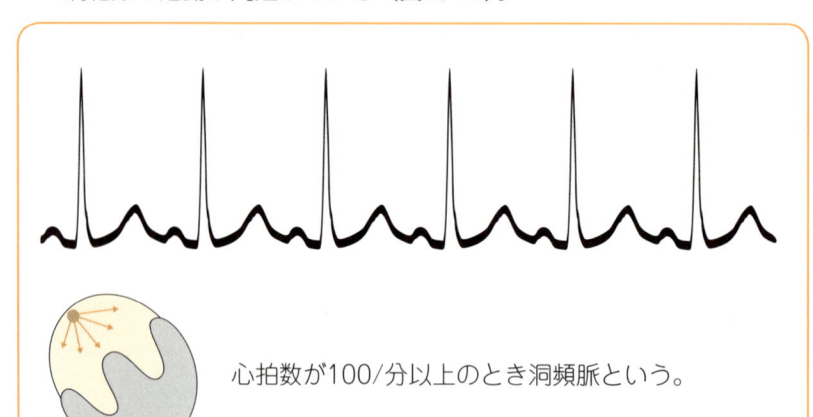

心拍数が100/分以上のとき洞頻脈という。

❶心房の興奮

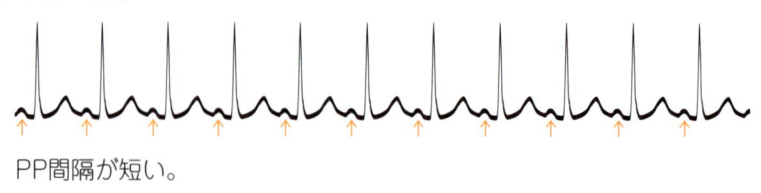

PP間隔が短い。

❷心室の興奮

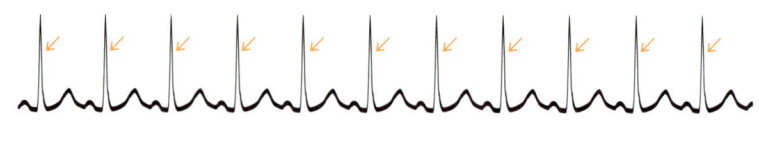

QRS波の形は正常。

❸心房→心室

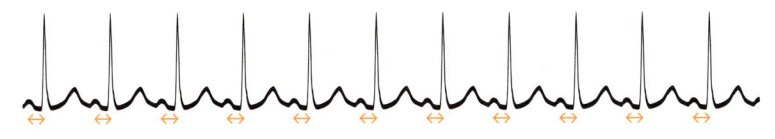

P波とQRS波はすべてつながっている。

　洞頻脈は精神的緊張，発熱，貧血，甲状腺機能亢進症などにみられる。心拍数が180/分以上であれば，興奮が洞結節以外から出る「発作性上室性頻拍」の可能性が高い。

⑫洞徐脈

洞結節の活動が低下している（**図20-12**）。

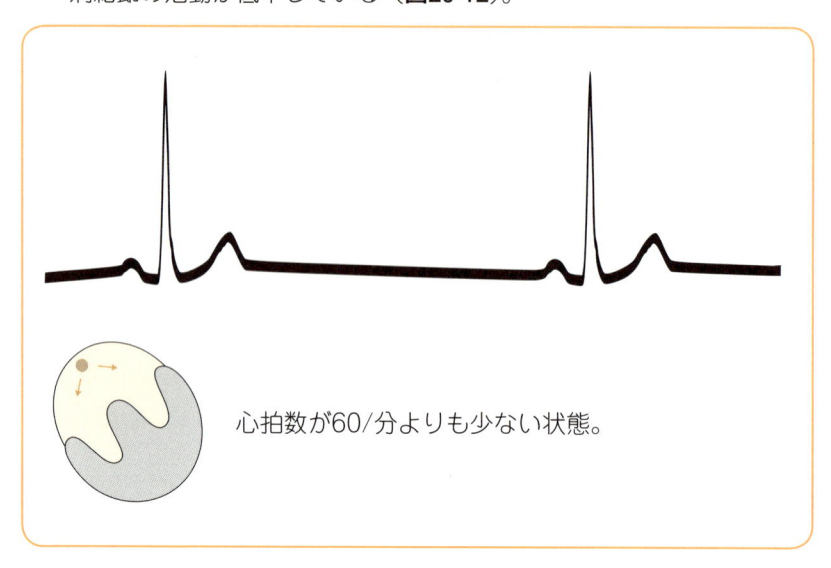

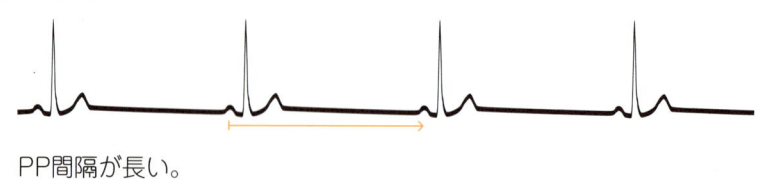

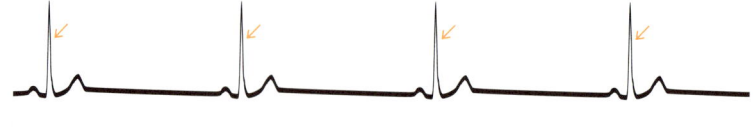

心拍数が60/分よりも少ない状態。

❶ 心房の興奮

PP間隔が長い。

❷ 心室の興奮

QRS波の形は正常。

❸心房→心室

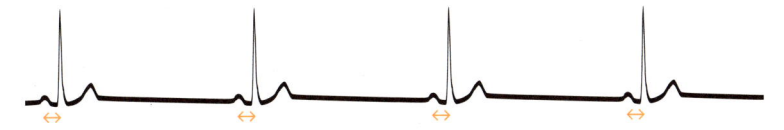

P波とQRS波はすべてつながっている。

　閉塞性黄疸，脳圧亢進，迷走神経の刺激時，マラソン選手などのスポーツ心臓，高齢者などにみられる。心拍数が40/分以下であれば，洞房ブロックや房室ブロックの可能性がある。

⑬洞停止

心房の興奮が長時間みられない（**図20-13**）。

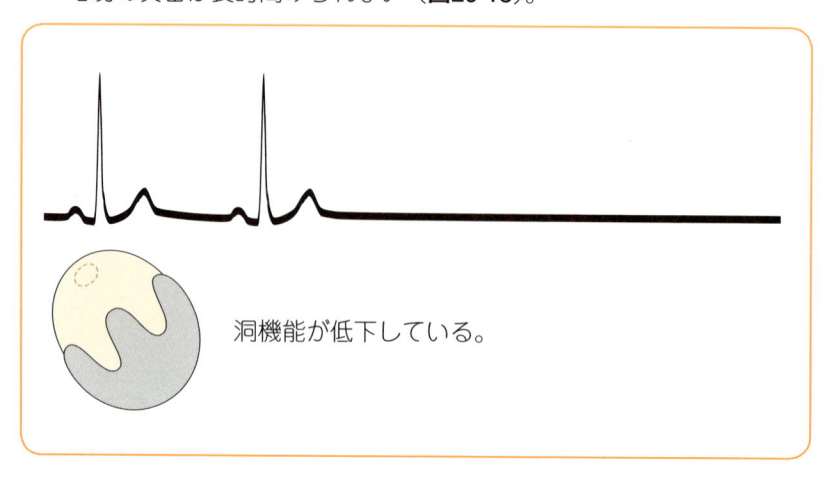

洞機能が低下している。

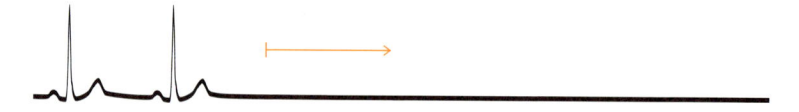

❶心房の興奮

基線が平らで，P波はみられない。

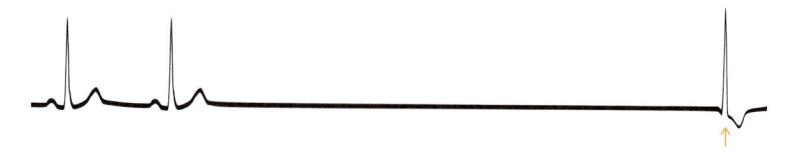

❷心室の興奮

補充収縮が発生すれば，P波を伴わないQRS波があらわれる。

洞不全症候群に属する危険な状態。補充収縮[1]が適度に出現すれば致死的とはならない。

1）補充収縮は洞結節の一時的な機能障害があるとき，心房，房室接合部，あるいは心室の自動能があらわれたもの。

⑭洞房ブロック

洞結節から心房への興奮が一時的に伝わっていない（**図20-14**）。

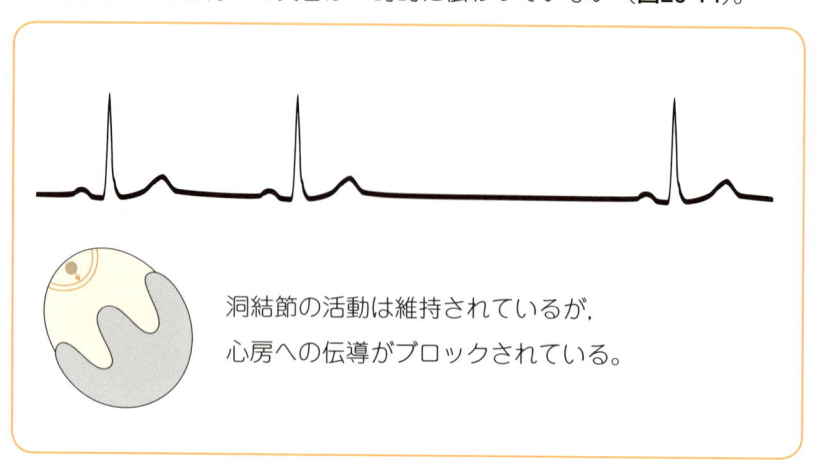

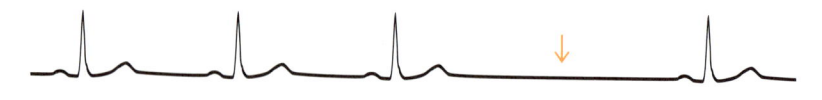

洞結節の活動は維持されているが，心房への伝導がブロックされている。

❶心房の興奮

一時的にPとQRSが脱落している。

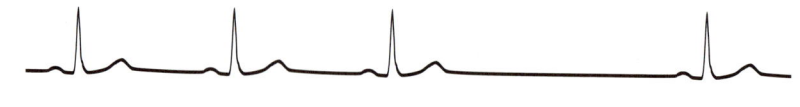

❷心室の興奮

QRS波の形は正常。

❸ 心房→心室

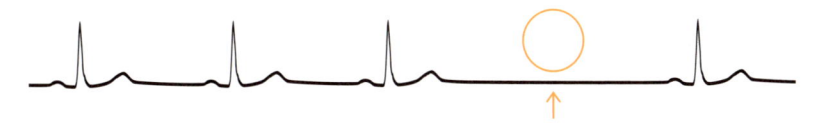

P波が脱落するとQRS波も脱落する。

　脱落に続く次のリズムは，それまでの延長のタイミングで続く。つまり洞停止でなく，洞からの伝導が障害されて一時的にP波があらわれない。これも洞不全症候群に属する。

⑮洞不全症候群SSS（sick sinus syndrome）

　これは高齢者などにみられる「高度の慢性的な洞機能低下症」である。「持続性の洞性徐脈」，「洞停止や洞房ブロック」のほか，洞性徐脈と洞性頻脈を繰り返す「徐脈頻脈症候群」が含まれる（図20-15）。

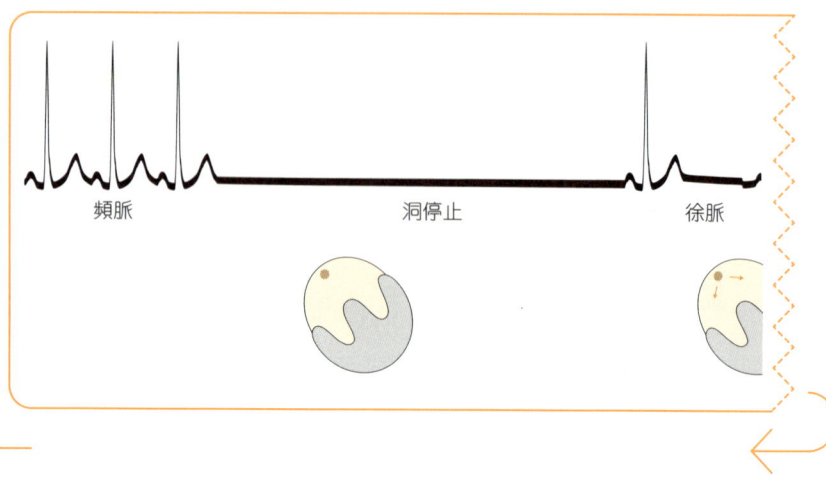

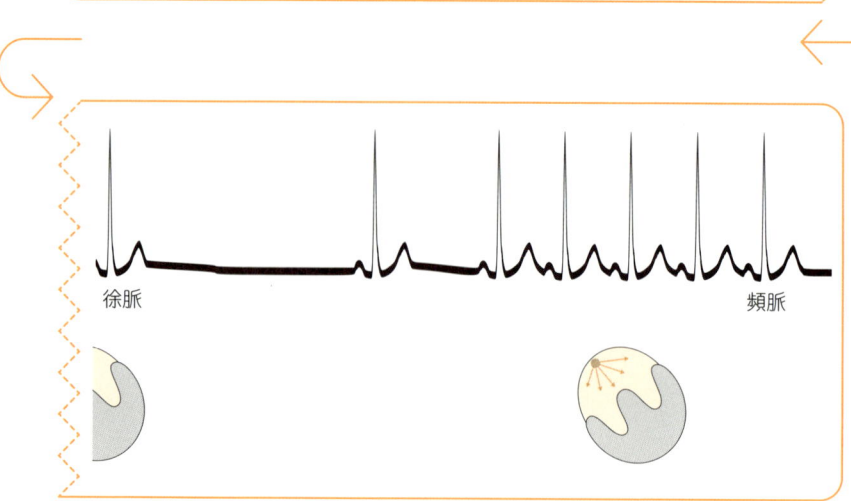

不整脈

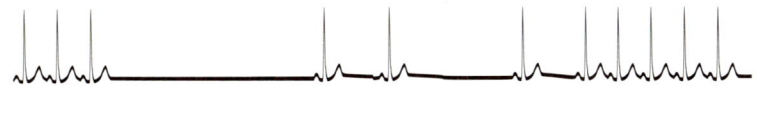

❶心房の興奮

リズムがバラバラで安定感に欠ける。

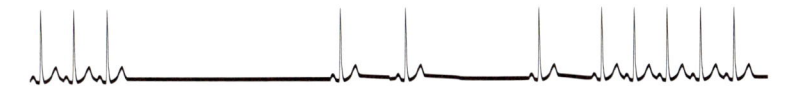

❷心室の興奮

QRS波の形は正常。

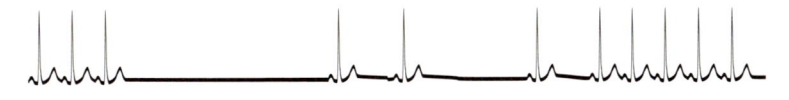

❸心房→心室

P波が出るときQRS波も出る。

徐脈が7〜8秒以上持続すると失神発作（アダムス・ストークス発作）が起きる。人工ペースメーカーの適応となる。

⑯第Ⅰ度房室ブロック

心房から心室への伝導時間が延長している（**図20-16**）。

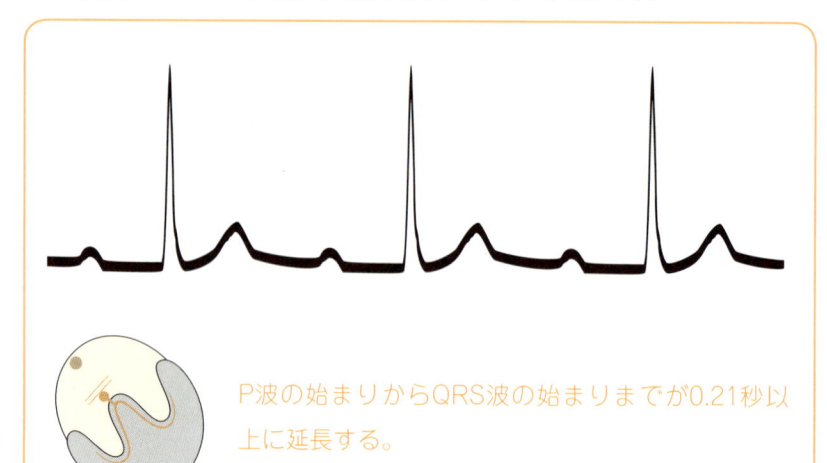

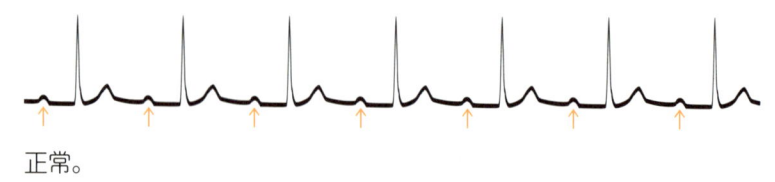

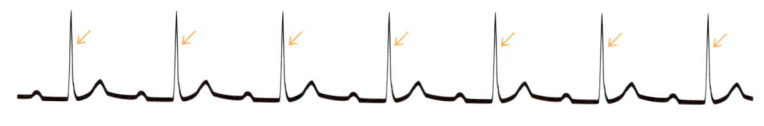

P波の始まりからQRS波の始まりまでが0.21秒以上に延長する。

❶心房の興奮

正常。

❷心室の興奮

QRS波の形は正常の場合も脚ブロックの場合もある。

❸ 心房→心室

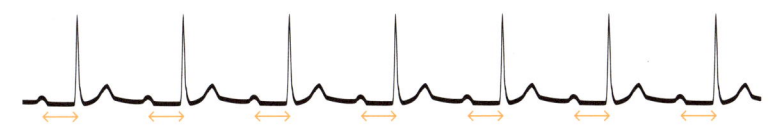

PQ時間が延びている。

　原因は心筋障害，ジギタリス中毒など。第Ⅰ度房室ブロックそのものに対しては，治療は不要。なお健康人は運動時にPQ時間が短縮する。

⑰ 第Ⅱ度房室ブロック（ウェンケバッハ型）

心房から心室への伝導がうまくいっていない（**図20-17**）。

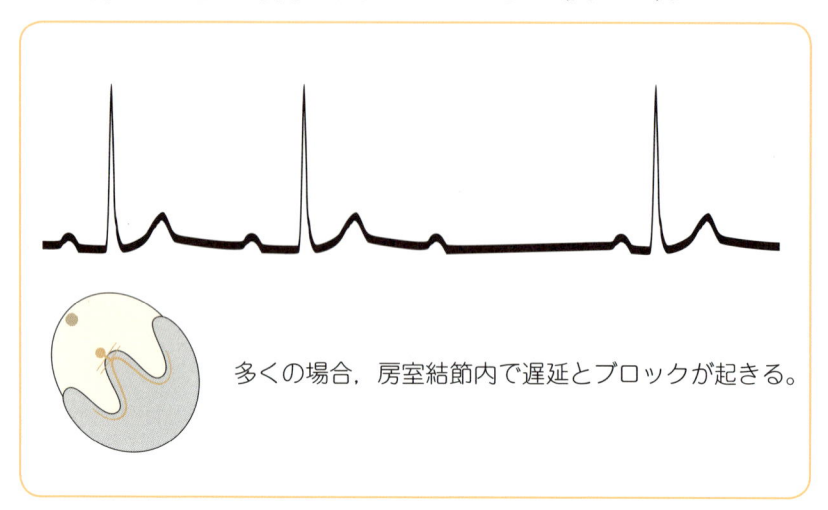

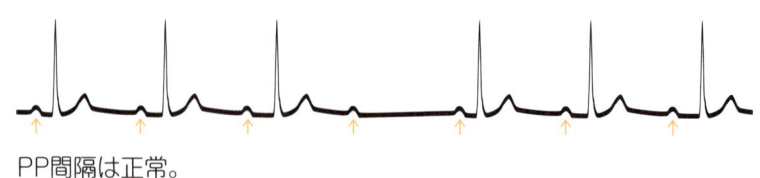

多くの場合，房室結節内で遅延とブロックが起きる。

❶ 心房の興奮

PP間隔は正常。

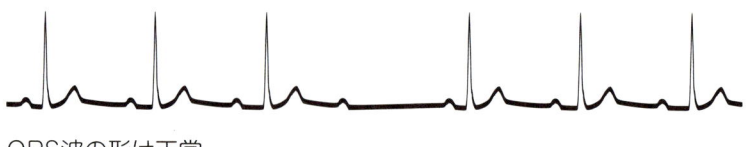

❷ 心室の興奮

QRS波の形は正常。

❸ 心房→心室

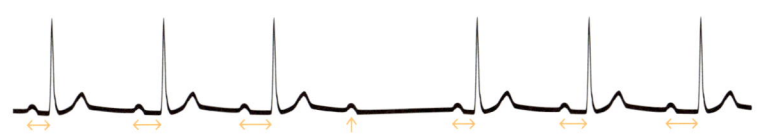

PQ時間がしだいに延長していき，QRSが脱落している。
この繰り返しを「Wenckebach の周期」という。

　無症状であれば，経過を観察する。原因は心筋障害，下壁梗塞，心筋炎，ジギタリス中毒，β遮断薬など。

⑱第Ⅱ度房室ブロック（モービッツⅡ型）

心房から心室への伝導がうまくいっていない（**図20-18**）。

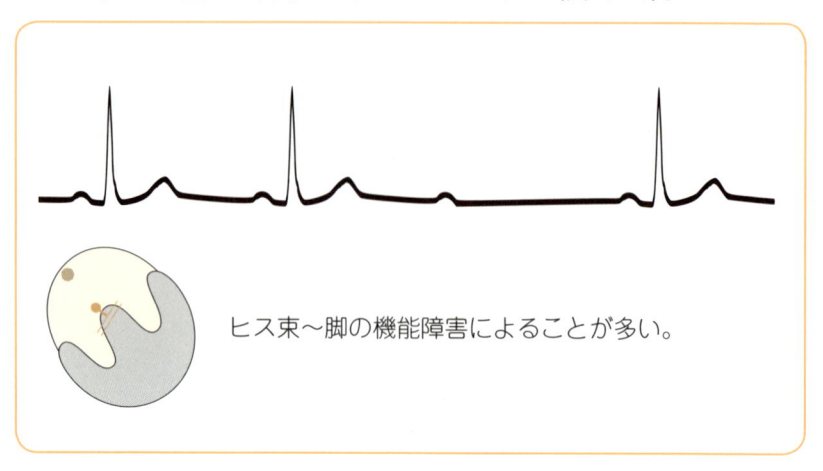

ヒス束〜脚の機能障害によることが多い。

❶心房の興奮

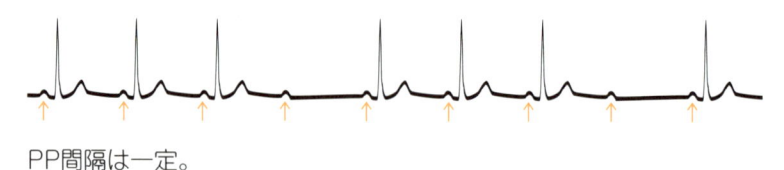

PP間隔は一定。

❷心室の興奮

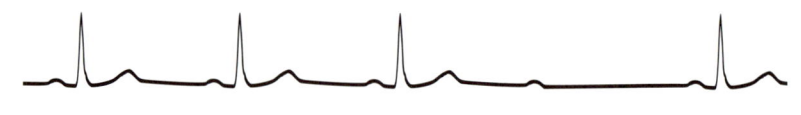

QRS波の形は正常。

❸ 心房→心室

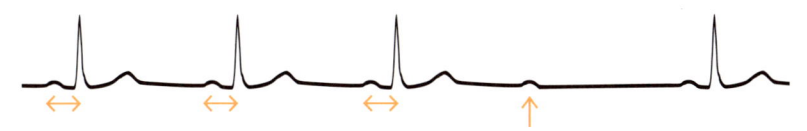

PQ時間は延長せず，QRSが突然脱落する。
このブロックを「MobitzのⅡ型」という。

高度の不整脈に突然移行し，意識消失発作や心停止の危険があるので，人工ペースメーカーの適応となる。

⑲高度房室ブロック

心房から心室への伝導がしばしば途切れている（**図20-19**）。

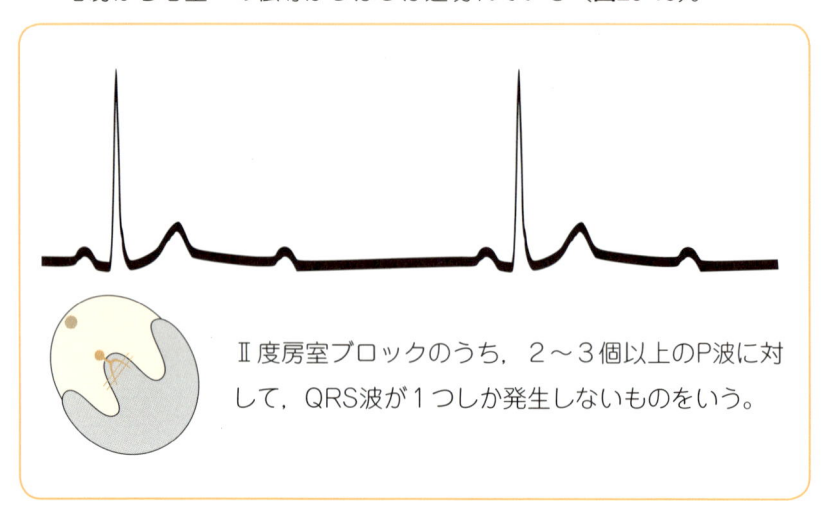

Ⅱ度房室ブロックのうち，2〜3個以上のP波に対して，QRS波が1つしか発生しないものをいう。

❶ 心房の興奮

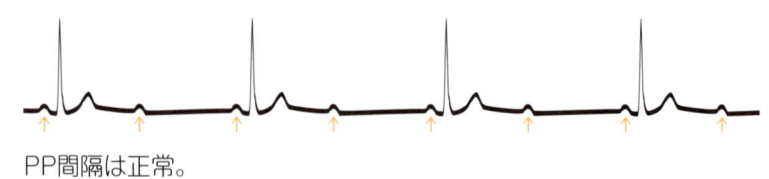

PP間隔は正常。

❷ 心室の興奮

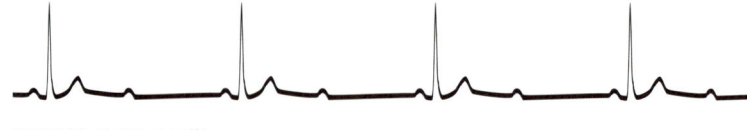

QRS波の形は正常。

❸心房→心室

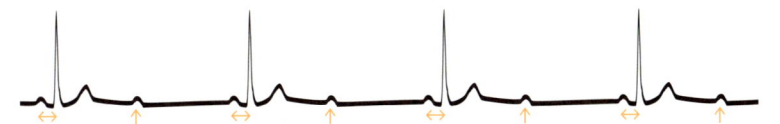

Pは1つおきに心室に伝導している。

　意識消失発作を起こすことがあるので，人工ペースメーカーの適応となる。

⑳第Ⅲ度房室ブロック（完全房室ブロック）

心房から心室に興奮が伝わっていない（**図20-20**）。

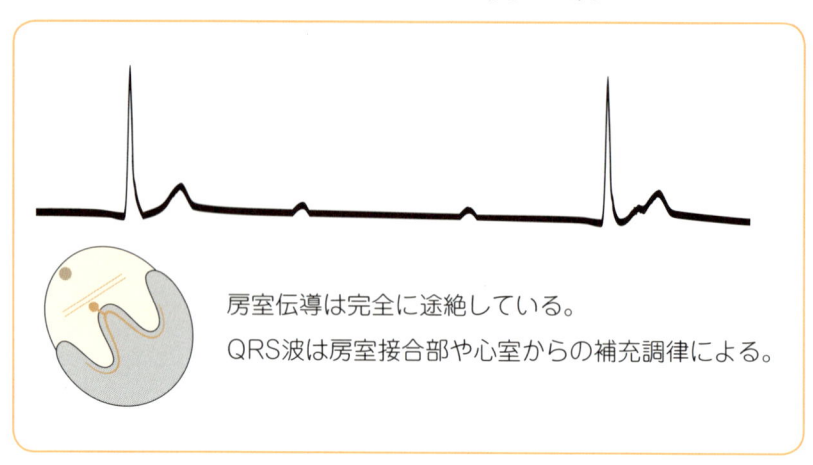

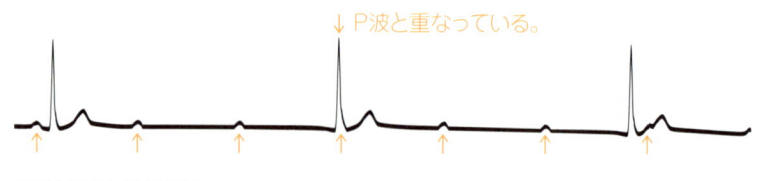

房室伝導は完全に途絶している。
QRS波は房室接合部や心室からの補充調律による。

❶心房の興奮

↓P波と重なっている。

PP間隔は規則正しい。

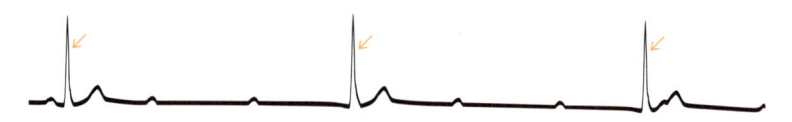

❷心室の興奮

QRSも独立に規則正しくあらわれる。心室補充調律ではQRS幅は0.12秒以上になる。

❸ 心房→心室

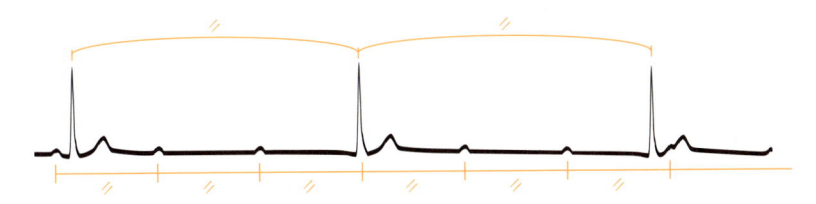

PとQRSはまったく無関係。Pの頻度の方が大きい。

　PとQRSのタイミングによって，1回拍出量が変化する。これを反映して，Ⅰ音は拍動ごとに変化し，ときどき巨大音（大砲音）となる。人工ペースメーカーの適応になる。

㉑WPW症候群(Wolff-Parkinson-White syndrome)

心室の一部に早期興奮がみられる（図20-21）。

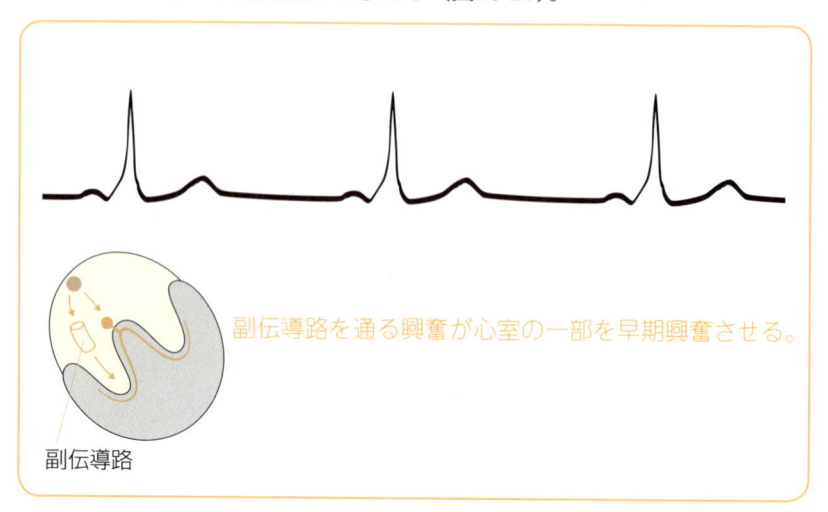

副伝導路を通る興奮が心室の一部を早期興奮させる。

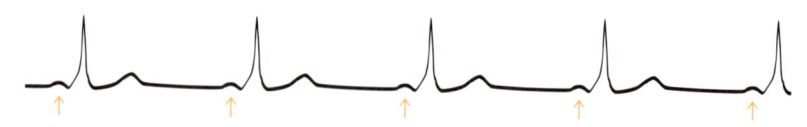

副伝導路

❶心房の興奮

P波は正常。

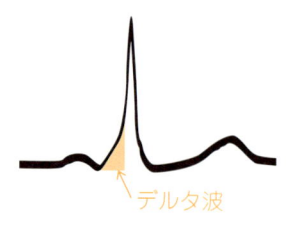

❷心室の興奮

デルタ波

QRSの立ち上がりの部分に「デルタ波」が加わる。このためQRS幅が長い。

❸ 心房→心室

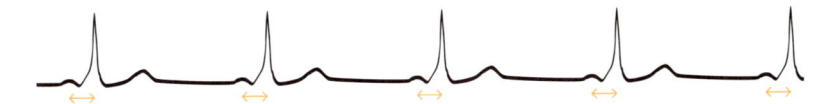

デルタ波があるので，PQ時間は短縮している。

　心房と心室間に副伝導路「ケント束」などが存在し，これを通る興奮が心室の一部を早期興奮させる。これによりデルタ波が形成される。先天性であるが遺伝性はない。リウマチ性心疾患や甲状腺機能亢進症などに合併することもある。
　次の3型がある〔A型：V_1でのQRSが上向きのもの　B型：V_1でのQRSが下向きのもの　C型：V_1でのQRSがQS型のもの〕。
　WPW症候群[1]はこのままであれば無害であるが，しばしば高度の「発作性上室性頻拍」を生じるので，治療が必要となる。発作時には，まずValsalva手技[2]，もしくは頸動脈洞マッサージ[3]を試み，それが無効なら「プロカインアミド」か「ジソピラミド」を第一選択薬とする。「高周波アブレーション」により副伝導路を焼灼すれば，根治的に治療できる。

1) WPW症候群の類似疾患にLGL症候群（ローン・ギャノン・レバインLown, Ganong, Levine）がある。これは副伝導路（心房とヒス束間の線維）を伝わる房室伝導によるもので，PR時間は短縮するが，QRS幅は正常。デルタ波もみられない。しばしば「発作性上室性頻拍」発作を起こす。
2) Valsalva手技は深吸気で息こらえをする方法。迷走神経の緊張を亢進し，房室伝導を抑制する効果がある。
3) 頸動脈洞マッサージは頸部の頸動脈洞部をマッサージする方法。これも迷走神経の緊張を亢進し，房室伝導を抑制する効果がある。

㉒房室解離

心房と心室が別々のペースメーカーの支配を受けている（**図20-22**）。

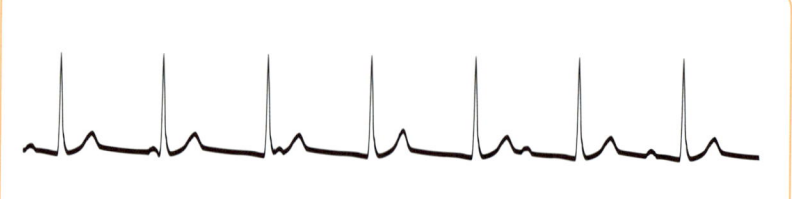

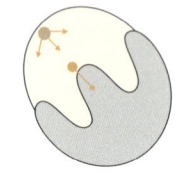

洞調律が遅いため，房室接合部のリズムが相対的に早くなって表面化している。
完全房室ブロックでも房室解離が起きる。

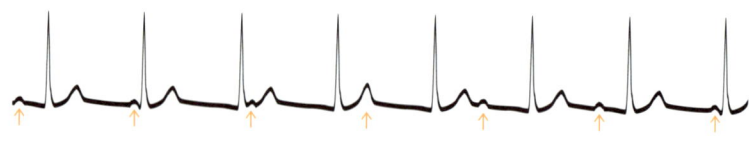

❶心房の興奮

P波がQRSとは独自のリズムであらわれている。

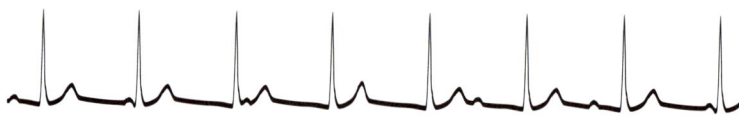

❷心室の興奮

QRSも独自のリズムであらわれている。

❸ 心房→心室

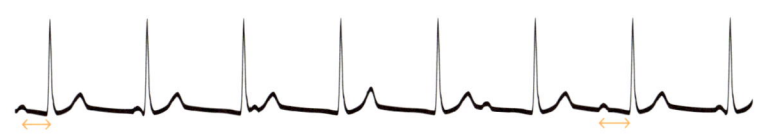

PとQRSのタイミングが合えば⟷，一時的につながって洞調律となる。

拍動ごとに1回心拍出量とⅠ音が変化する。洞不全，ジギタリス中毒，虚血性心疾患などにみられる。基礎疾患の検索が重要。

㉓人工ペースメーカー心電図

電気刺激によるスパイク信号がみられる（**図20-23**）。

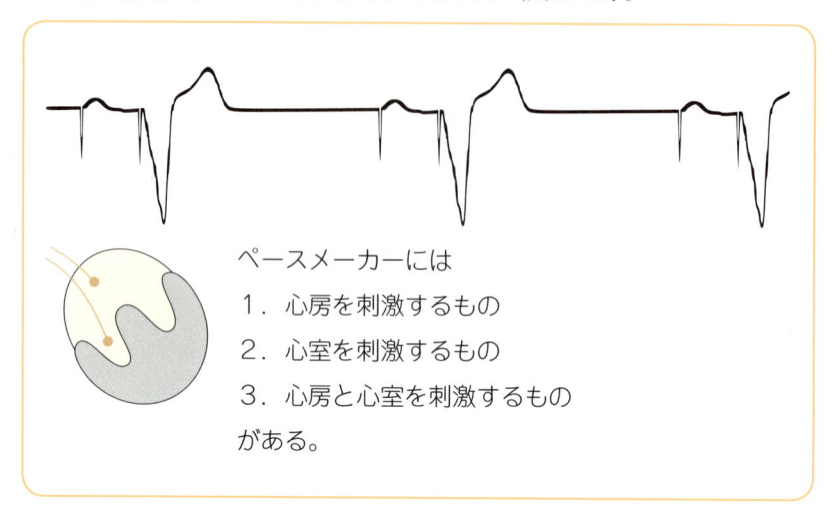

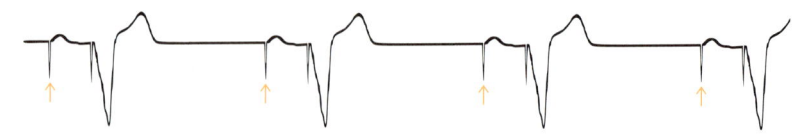

ペースメーカーには
1. 心房を刺激するもの
2. 心室を刺激するもの
3. 心房と心室を刺激するもの

がある。

❶心房の興奮

心房を電気刺激すると，P波が発生する。

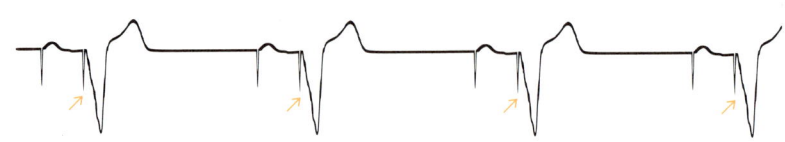

❷心室の興奮

心室を電気刺激すると，幅広いQRS波が発生する。

不整脈

　人工ペースメーカーは電極を直接心臓内膜にあて，電気刺激を与える器械である。運動時には刺激頻度を増やすなど，生体の要求に対応するものもある。また心臓からの自己興奮がうまく出たときにはペーシング刺激を一次休止し，電池の消耗を防ぐタイプのものがある。これを「デマンド型」という。
　人工ペースメーカー埋め込み患者は「ペースメーカー手帳」を携帯しているので，その内容を確認する必要がある。

> 人工ペースメーカーを埋め込んでいる場合には，MRI検査は禁忌である。

chapter 3
心電図の誘導法

chapter 3

心電図の誘導法

　細胞外にはナトリウム（Na）が多いのに対し，細胞内にはカリウム（K）や陰性の電荷を帯びた蛋白質が多い。このため神経や心筋では活動電位が発生する。心電図は心臓全体の活動電位を表示したものである。

　電位の絶対値は計れないので，心電図では2点間の電位差を観察する。次の面で観察するのが基本となっている。

前額面	両手と左足に電極をつける。これを肢誘導という。
横断面	胸部に電極をつける。これを胸部誘導という。
矢状面	通常は観察しないが，食道誘導ではこの成分を観察する。

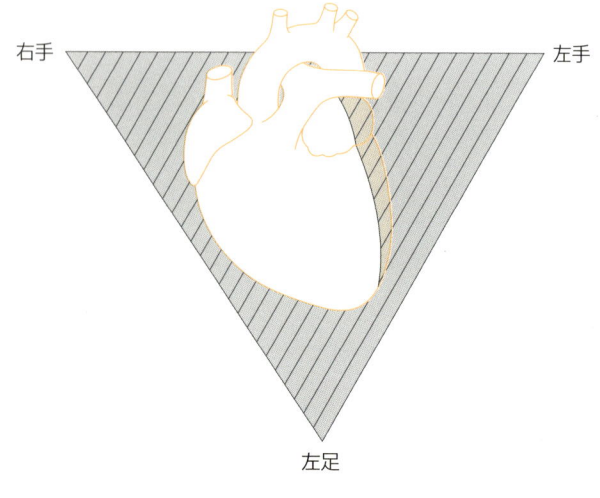

図21　肢誘導

心電図の誘導法

♥ 肢誘導 （図21）

Ⅰ誘導	右手を基準として，左手を観察する。
Ⅱ誘導	右手を基準として，左足を観察する。
Ⅲ誘導	左手を基準として，左足を観察する。

　通常は右手に「赤色」の誘導電極，左手に「黄色」の誘導電極，左足に「緑色」の誘導電極をつける。右足にはノイズ対策のためのアース電極（黒色）をつける。

　大災害時の傷病者の振り分け（triage：トリアージ）でも，重症（最優先）には赤色のタグ（triage tag：標識），中等症（非緊急性）には黄色のタグ，軽症には緑色のタグをつける。死亡あるいは救命の可能性が低いときには，黒色のタグをつけることになっている。

　Ⅰ，Ⅱ，Ⅲ誘導に抵抗をつないで結合すれば一定の電位になるので，これを基準にとれば任意の位置の電位を観察できる。この誘導方法を「単極誘導」という。

　四肢の単極誘導は次のようにあらわす。

右手誘導（aV_R）	心臓を右手方向から観察したことになる。
左手誘導（aV_L）	心臓を左手方向から観察したことになる。
左足誘導（aV_F）	心臓を左足方向から観察したことになる。

　電位を50％増加させているので，augmented（増強された）の頭文字「a」をつけている。

🖤 胸部誘導

次の部位で単極誘導する（**図22**）。

V_1誘導	第4肋間胸骨右縁
V_2誘導	第4肋間胸骨左縁
V_3誘導	V_2とV_4の中間
V_4誘導	第5肋間鎖骨中線上
V_5誘導	前腋窩線でV_4の高さ
V_6誘導	中腋窩線でV_4と同じ高さの点

　誘導は真直ぐな横断面上で行なうのが理想であるが，位置を定める必要から上のようになっている。まず胸骨角外縁で第2肋骨を触知し，順次第3肋骨以下を決めていく。

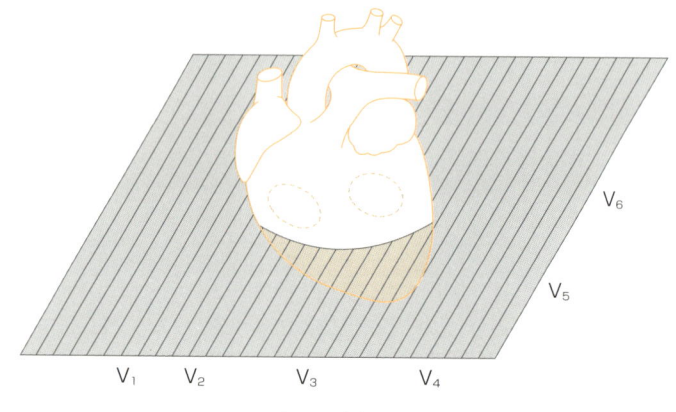

図22　胸部誘導

心電図の誘導法

　それぞれの電極の部位からは，次のように心臓を観察したことになる。

V_1誘導	おもに「右心室壁」をみている。
V_2誘導	おもに「右心室壁」をみている。
V_3誘導	おもに「心室中隔」をみている。
V_4誘導	おもに「心室中隔」をみている。
V_5誘導	おもに「左心室壁」をみている。
V_6誘導	おもに「左心室壁」をみている。

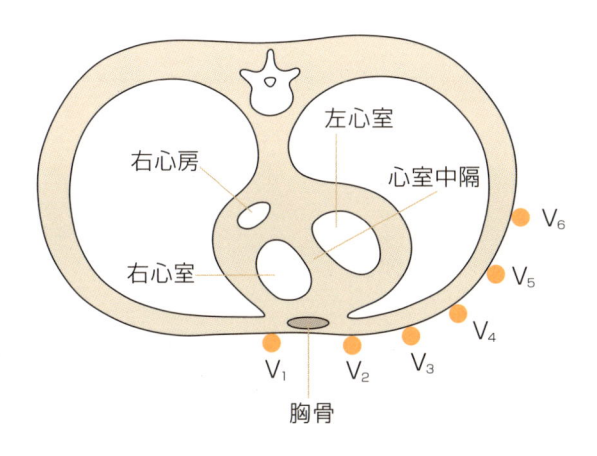

図23　胸部誘導の電極位置

R波はV₁からV₅まで次第に高くなる。逆にS波は次第に浅くなっていく（**図24**）。R波高とS波高が同じくらいになる心室中隔部を「移行部」という。

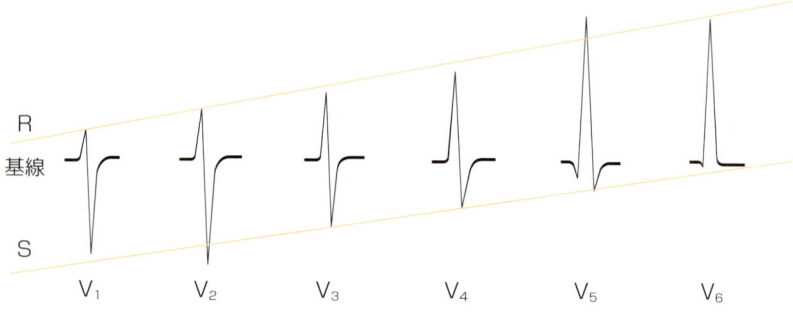

図24　胸部誘導におけるR波とS波の変化

心電図の誘導法

記録用紙の目盛りは，長さ1mm，高さ1mmで横1mmが0.04秒，縦10mmが1mVとなっている（**図25**）。

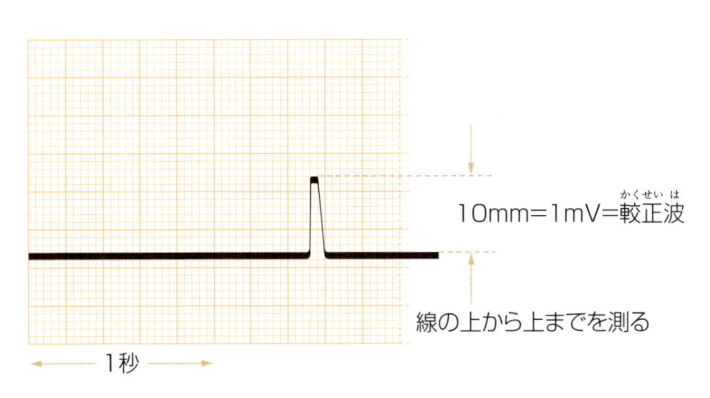

10mm＝1mV＝較正波（かくせいは）

線の上から上までを測る

1秒

図25　記録用紙

較正波（キャリブレーション）は1mV＝10mmで記録することを示す。1mV＝5mmで記録することもある。

♥ 双極誘導

モニター心電図では，心臓をはさむ胸壁上の2点間の電位差を表示する。色々な誘導部位を選ぶことができるが，NASA誘導，CC_5誘導，CM_5誘導が用いられることが多い。それぞれ次の特徴がある。

1. NASA…もともと宇宙飛行士の心臓をモニターするために考案されたもの。胸骨柄を基準として，剣状突起を観察する（**図26**）。
   V_1に似ているため，P波がみやすい。
   筋電図が混入しにくい。基線が安定している。

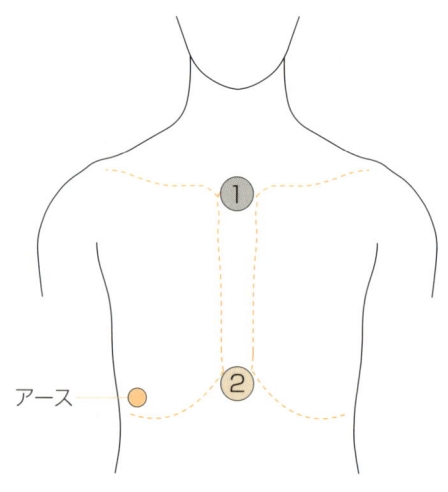

図26　NASA誘導
①陰極をつける。
②陽極をつける。

心電図の誘導法

2. CC$_5$……V$_5$R（右のV$_5$）を基準として，V$_5$を観察する（**図 27**）。

　　V$_5$に似ているため，ST変化がみやすい。

　　体位の影響が少ない。

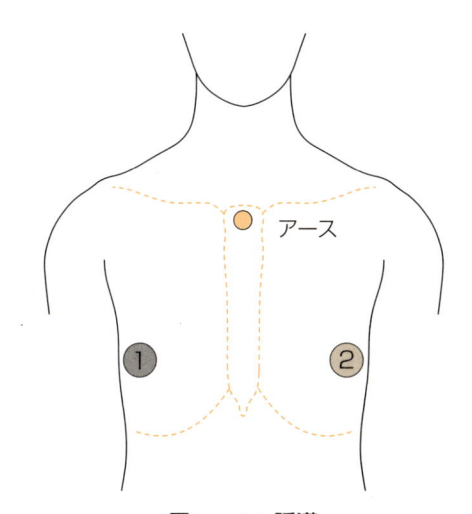

図27　CC$_5$誘導
❶陰極をつける。
❷陽極をつける。

3．CM_5……胸骨柄を基準として，V_5を観察する（**図28**）。
　　　　ⅡとV₅に似ているため，P波とST変化がみやすい。

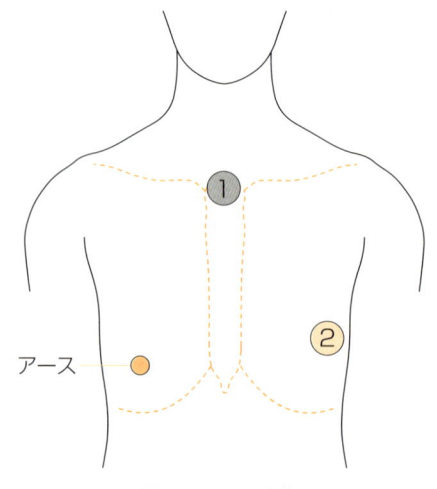

アース

図28　CM_5誘導
①陰極をつける。
②陽極をつける。

♥ ホルター心電図

　狭心症や不整脈は受診時には消失していることが多いので，ホルター心電計が開発された（**図29**）。これは日常生活中の心電図を長時間（通常は24時間）媒体に記録しておき，後にコンピュータ解析する方法である。自覚症状や生活動作はメモに記録したり，「イベントボタン」を押すなどの方法でつき合わせる。

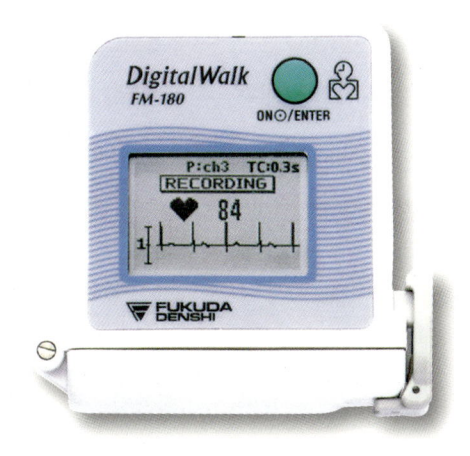

図29　ホルター心電計
（資料提供：フクダ電子株式会社）

誘導はNASA誘導，CC₅誘導，CM₅誘導のうちの2つを組み合わせて用いることが多い。これにアース電極を加えるので，リード線は計5本となる（**図30**）。

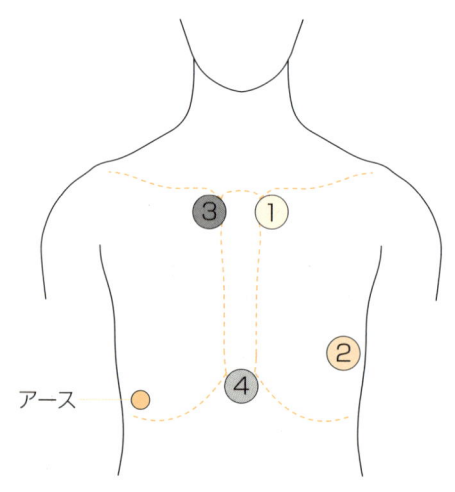

図30　ホルター心電図の誘導法
①，②はCM₅誘導
③，④はNASA誘導

心電図の誘導法

　圧縮再現したホルター心電図の一例を示す（**図31**）。胸痛発作時にSTが著しく低下している。

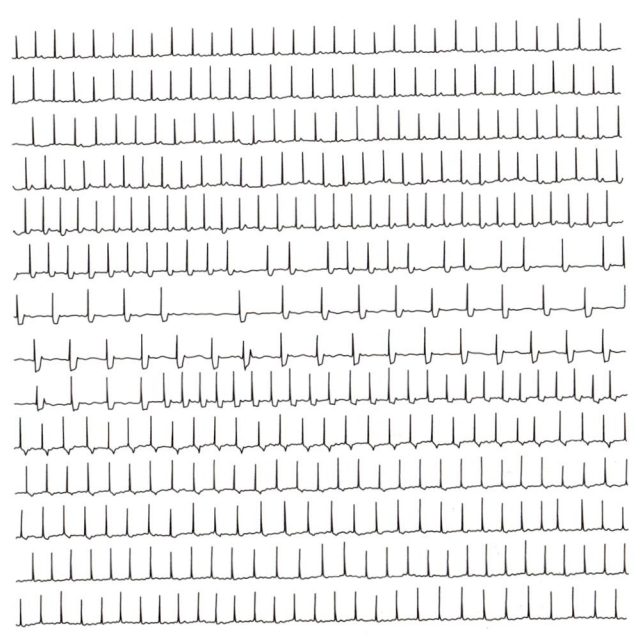

図31　圧縮再現した波形の一例

胸痛発作時

♥ AED（自動体外式除細動器）

　わが国での年間の心臓突然死は約4万例あり，その過半数が心室細動によるといわれている。

　路上で倒れている心肺機能停止成人患者をみたなら，心室細動の可能性を考慮して，直ちに心肺蘇生，電気的除細動，および119番通報を行なう必要がある。このため空港，駅，学校，公共施設などにAED（自動体外式除細動器）の設置が進められている。この器械は除細動の適応を自動判定できるので，バイタルサインの確認が困難であっても，一般市民が使うことができる（図32）。

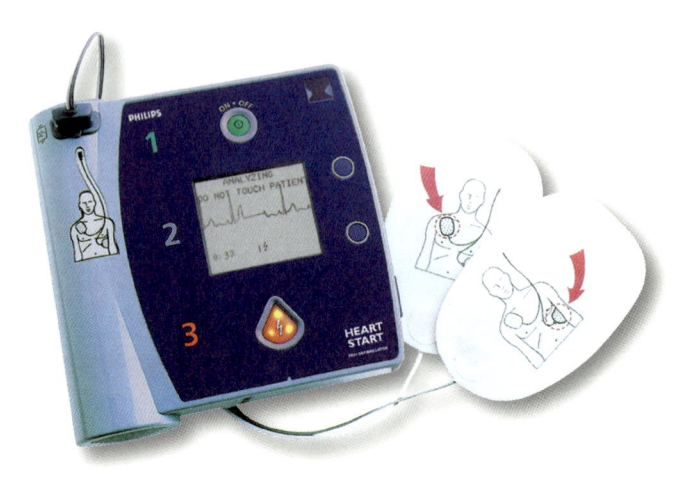

図32　AED（自動体外式除細動器）
（資料提供：フクダ電子株式会社）

心電図の誘導法

　AEDはその音声ガイドに従って使用する（**図33**）。電極（パッド）はシールをはがして，心臓を挟むように貼り付ける。

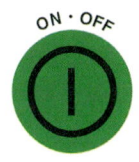

Step 1
電源をいれる

Step 2
パッドを貼り
コネクタを差し込む

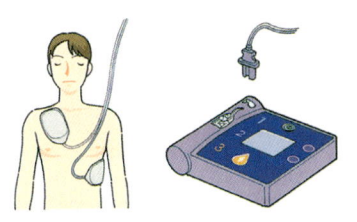

Step 3
音声ガイドに従って
ショックボタンを押す

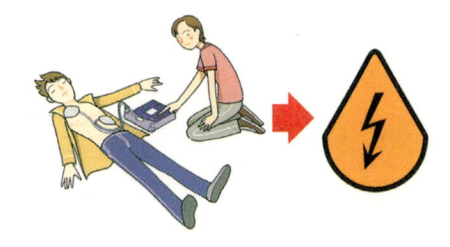

図33　AEDの使用法
（資料提供：フクダ電子株式会社）

chapter 4

心電図がよくわかる
エクササイズ

chapter 4
心電図がよくわかるエクササイズ

♥ エクササイズ❶
どういう状況でしょうか？

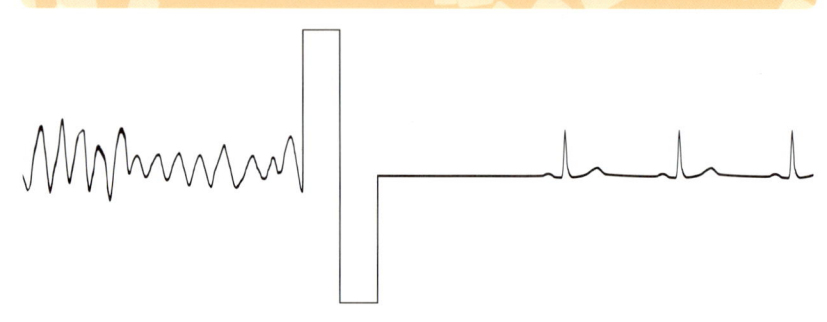

解説 はじめは心室細動（参照❺ P.25, P.38）。中間部（心電図のない部分）はDCショック施行中です。この後，正常洞調律（参照❶ P.25, P.30）となっています。

はじめの部分「心室細動」
❶心房の興奮：P波はみつからない。
❷心室の興奮：QRS波はなく，
　　　　　　基線が脳波状に不規則に揺れている。

後半の部分「正常洞調律」
❶心房の興奮：正常。
❷心室の興奮：QRS波は正常。
❸心房→心室：PとQRSはすべてつながっている。

心電図がよくわかるエクササイズ

　ここでは知っておいた方がためになる心電図や特徴的な心電図をいくつかあげてみました。エクササイズ①〜⑧を通してあなたの心電図の理解度を確かめてみましょう。

♥ エクササイズ❷
QRS幅は広いですが，心室頻拍ではありません。診断は？

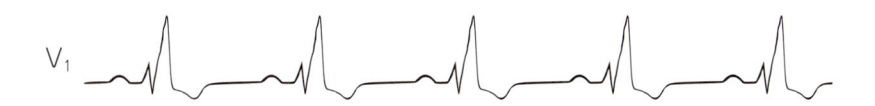

解説　完全右脚ブロック（参照 P.17），正常洞調律
（参照 ❶ P.25, P.30）
心室性頻拍によく似ていても，上室性頻拍であることがあります。

❶心房の興奮：正常。
❷心室の興奮：QRS幅は広く，0.12秒を超える。
　　　　　　 V_1誘導でrSR'パターン。
❸心房→心室：PとQRSはすべてつながっているので，心室頻拍ではない。

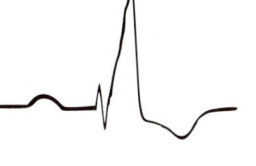

♥ エクササイズ ❸
この心電図の診断は？

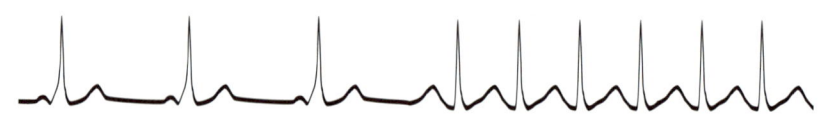

解説 WPW症候群（参照 ⑮ P.27, P.70）に頻拍発作（参照 ⑩ P.26, P.48）が起きています。

はじめの部分「WPW症候群」
❶心房の興奮：P波は正常。
❷心室の興奮：デルタ波がある。このためQRS幅は広い。

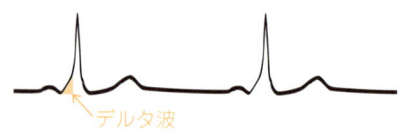

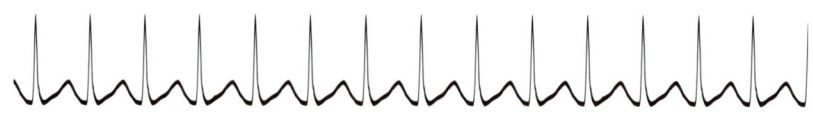

←デルタ波

後半の部分「頻拍発作」
❶心房の興奮：みえない。
❷心室の興奮：QRS幅は狭い。
　　　　　　　しかし，広くなることもある。

> WPW症候群はこのままでは無害であるが，しばしば発作性上室性頻拍を起こすため，治療が必要となる。

心電図がよくわかるエクササイズ

　WPW症候群の頻脈発作には，QRS幅が狭くなる場合と，広くなる場合があります。

1．QRS幅が狭くなる場合
　心室からの興奮が「ケント束」を逆方向に通過し，心房に戻ってくることにより発作性頻拍が起きる。これを「房室リエントリー性頻拍」という。デルタ波は形成されないので，QRS幅が短くなる。

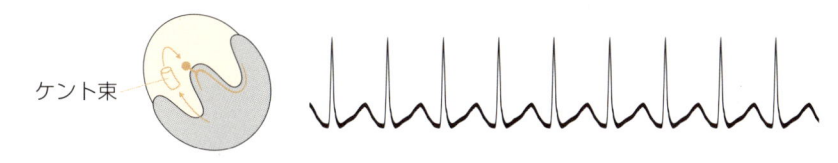

ケント束

2．QRS幅が広くなる場合
　WPW症候群に心房細動が合併すると，QRS幅が広くなることがある。これは心室頻拍と紛らわしいので，「偽性心室頻拍」という。心房からの興奮が「ケント束」を順方向に通過するため，発作時にもデルタ波が生じることによる。

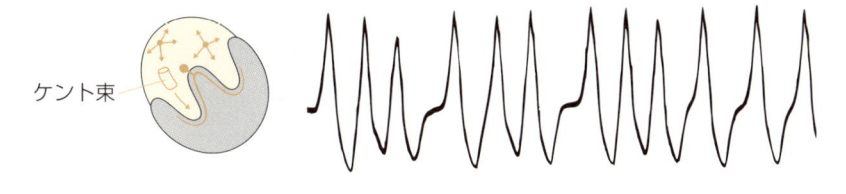

ケント束

♥ エクササイズ❹
すべての脈が不整です。診断は？

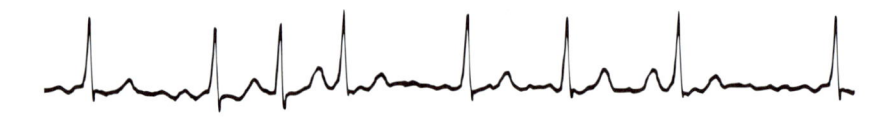

解説 心房細動（参照❽ P.26, P.44）です。

❶心房の興奮：P波はなく，基線が細かく不規則に揺れている。
❷心室の興奮：すべてのRR間隔が不整なので，心房細動を絶対性不整脈という。

心電図がよくわかるエクササイズ

♥ エクササイズ❺
基線が規則正しく振動しています。原因は？

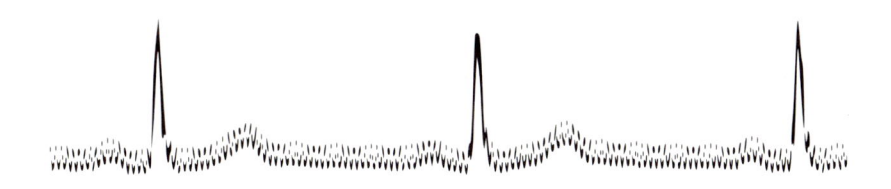

解説 交流が混合しています。アースを確認しましょう。このほか筋電図が入ったり，電極の接触が不良のこともあります。

♥ エクササイズ❻
しばらく心停止した後に出た「P波を伴わない拍動」を何というでしょう？

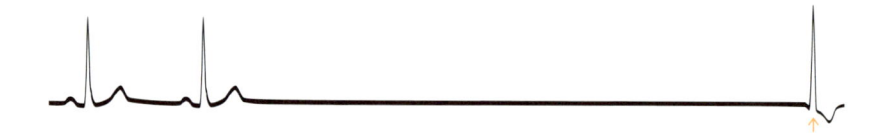

解説 補充収縮（逸脱収縮）といいます。
上位のペースメーカーが働かないので，代償的に下位の自動能が作動したものです．房室接合部性の補充収縮ではQRS幅は狭く，心室性の補充収縮ではQRS幅は広くなります．

心電図がよくわかるエクササイズ

♥ エクササイズ❼
異常所見を２つ指摘してください。

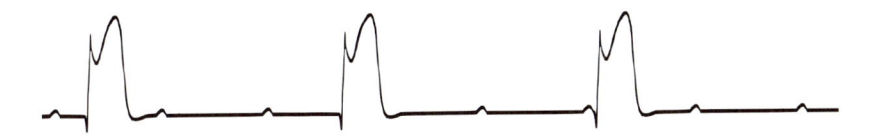

解説 ST上昇，完全房室ブロック（参照 ⑳ P.28，P.68）

❶ 心房の興奮：P波は規則正しく出ている。

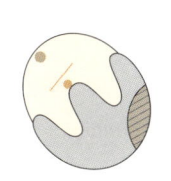

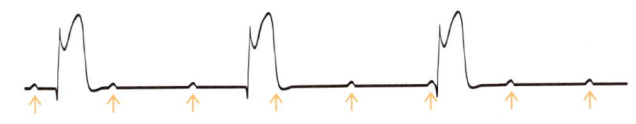

❷ 心室の興奮：異常その１・<u>STが著しく上昇している。</u>

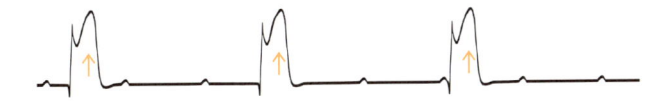

❸ 心房→心室：異常その２・<u>PとQRSがまったく無関係である。</u>

　急性心筋梗塞では種々の不整脈が生じることがあります。この症例は入院直後に脈拍数が減少して，アダムス・ストークス発作を起こしました。治療には，静脈から電極を右心室に挿入して「緊急ペーシング」を行なう必要があります。

♥ エクササイズ ❽
陳旧性心筋梗塞です。STは正常でしょうか？

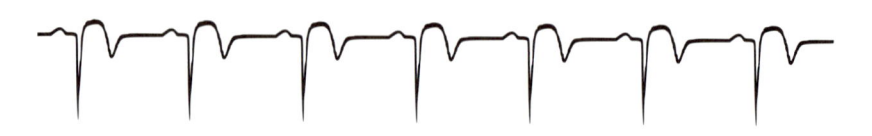

解説 STが上昇しています。心室瘤によると考えられます（参照 P.11）。

❶ 心房の興奮：P波は規則正しく出ている。

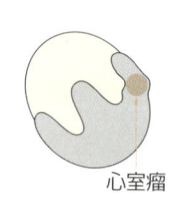

心室瘤

❷ 心室の興奮：異常Q波がみられる。
　　　　　　左右対称性の陰性Tがみられる。
　　　　　　STが上に凸に上昇している。

陰性T
←Q
ST上昇

　発症後数日を経過した急性心筋梗塞の症例です。壊死部の心筋が薄くなり，収縮期に外側に突出する「心室瘤」を形成しました。持続的にSTが上昇することが心室瘤の特徴です。心室瘤が周囲の心筋を引っ張って虚血を起こし，STを上昇させると思われます。異常Q波と陰性Tは，梗塞部を通した向こう側の電位を反映しています。

索引

数字
Ⅰ誘導 79
Ⅱ誘導 79
Ⅲ誘導 79

欧文
AED 39, 90, 91
aV_F 79
aV_L 79
aV_R 79

$β$遮断薬 63

CC_5誘導 83, 85, 88
CM_5誘導 83, 86, 88
CRBBB 17

DCショック 39, 94

IRBBB 17

LBBB 18
LGL症候群 49, 71

NASA誘導 83, 84, 88

P波 7
PQ時間 29

q波 5, 6
Q波 6
QRS 7
QRS幅 6

QT延長症候群 37

R波 5, 6, 82
R on T 6, 35, 37

S波 6, 82
SSS 27, 58
ST上昇 9, 13, 101, 102
ST低下 12
ST部分 10

T波 6

V_1誘導 80, 81
V_2誘導 80, 81
V_3誘導 80, 81
V_4誘導 80, 81
V_5誘導 80, 81
V_6誘導 80, 81
Valsalva手技 71

WPW症候群 20, 28, 44, 45, 49, 70, 71, 96

あ
アイントホーフェン 8
アダムス・ストークス発作 35, 49, 59, 101
安静時狭心症 13

い
異型狭心症 13
異常Q波 102
逸脱収縮 100

陰性T 102

う
ウェンケバッハ型 27, 62
右脚 23, 24
右脚ブロック 17, 20

お
横断面 78

か
較正波 83
拡張型心筋症 45
カテーテル・アブレーション 45, 49
下壁梗塞 63
冠性T波 11
完全右脚ブロック 17, 95
完全房室ブロック 28, 68, 101

き
期外収縮 20
偽性心室頻拍 97
急性心筋梗塞 35, 49, 101, 102
狭心症 13, 87
胸痛発作 89
胸部誘導 78, 80
虚血性心疾患 33, 41, 43, 73
記録用紙 83

緊急ペーシング 101

け
頸動脈洞マッサージ 71
結節性期外収縮 26, 41, 42

こ
高血圧性心疾患 41, 43, 45
甲状腺機能亢進症 41, 43, 45, 49, 51, 71
高度房室ブロック 28, 66
呼吸性不整脈 31

さ
再分極 4, 6, 12
左脚 23, 24
左脚ブロック 18, 20

し
ジギタリス中毒 49, 61, 63, 73
矢状面 78
自動体外式除細動器 39, 90
収縮性心膜炎 45
肢誘導 78, 79
上室性期外収縮 41, 43
食道誘導 78
徐脈頻脈症候群 58
心拡張 15
心筋炎 49, 63

心筋梗塞 9
心筋症 35
心筋障害 61, 63
人工ペースメーカー 19, 59, 65, 67, 69, 75
人工ペースメーカー心電図 28, 74
心室期外収縮 19, 25, 32, 34
心室細動 19, 25, 37, 38, 90, 94
心室粗動 19
心室の興奮 6, 29
心室瘤 102
心室頻拍 19, 25, 34, 36
心臓震盪 35
心臓の興奮伝導 23
心停止 39, 65, 100
心電図の基本波形 4
心電図の誘導法 78
心肺蘇生 90
心肥大 14
心房細動 26, 44, 98
心房(性)期外収縮 26, 40, 41
心房粗動 26, 38, 46
心房中隔欠損症 45
心房の興奮 29
心房波 7

せ
正常心電図 3
正常洞調律 25, 30, 94, 95

絶対性不整脈 98
前額面 78
先天性心疾患 41, 43

そ
双極誘導 83
僧帽弁膜症 45, 49

た
第Ⅰ度房室ブロック 27, 60
第Ⅱ度房室ブロック 27, 28, 62, 64
第Ⅲ度房室ブロック 28, 68
単極誘導 79

ち
致死性不整脈 37
陳旧性心筋梗塞 11, 102

て
低カリウム血症 49
デルタ波 70, 96
電気的除細動 39, 47, 90

と
洞機能低下症 58
洞結節 22, 23, 24
洞(性)徐脈 27, 31, 52, 58
洞性整脈 30
洞(性)頻脈 26, 31, 50, 58

索 引

洞停止　27, 54, 58
洞不整脈　31
洞不全　73
洞不全症候群　27, 55, 57, 58
洞房ブロック　27, 56
特殊伝導系　2
特殊伝導路　23
トルサード・ド・ポアンツ　25, 36

ひ

ヒス束　23, 24
左足誘導　79
左手誘導　79
非特異的ST低下　13
頻拍発作　96

ふ

不応期　6
不完全右脚ブロック　17
不整脈　6, 87
不整脈診断　29
プルキンエ線維　2, 16, 22, 23, 24
分極　4

へ

閉塞性黄疸　53
変行伝導　20

ほ

房室解離　28, 72
房室結節　22, 23, 24

房室接合部期外収縮　43
房室リエントリー性頻拍　97
補充収縮　22, 55, 100
補充調律　68
発作性上室(性)頻拍　26, 48, 51, 71
発作性心房頻拍　48
ホルター心電計　87
ホルター心電図　87

み

右手誘導　79

も

モービッツⅡ型　28, 64

り

リウマチ性心疾患　71

ろ

労作性狭心症　12

15分でわかる心電図

2006年10月30日 第1版第1刷発行

編 集	テコム編集委員会
執 筆	高杉成一／高杉新一
発 行	株式会社 医学評論社
	〒169-0073 東京都新宿区百人町 1-22-23 新宿ノモスビル 4F
	TEL 03（5330）2441 ＜代表＞
	FAX 03（5389）6452
	URL http://www.igakuhyoronsha.co.jp/
印刷所	株式会社 光邦

ISBN 4-87211-760-3　C3047

© 2006. Printed in Japan

国試看護シリーズ
イラストで見る診る看る

疾患と看護	第5版	定価	2,940円
基礎医学	第4版	定価	2,100円
母性看護	第3版	定価	2,310円
小児看護	第3版	定価	2,520円
老年看護	第2版	定価	2,310円
精神看護	第3版	定価	2,310円
基礎看護学	第3版	定価	2,730円
在宅看護	第3版	定価	2,520円
基準値	第1版	定価	2,100円
人体の構造と機能	第1版	定価	2,730円
公衆衛生と社会保障2006		定価	2,520円

好評発売中

★必修ラ・スパ2007★
国試合格への切り札はコレだ！

わかりやすい解説と232問の予想問題＋60問の模試問題を収載した看護国試「必修問題」対策の決定版。第93,94,95回国試必修問題も掲載。

定価 1,890円

発行 TECOM ／ 発売 医学評論社

定価は税込み価格です。